明哲保身

保身

徐文兵 著

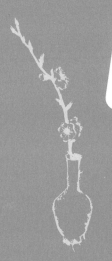

U0351466

吉林科学技术出版社

明哲保身

徐文兵说成语里的中医智慧

徐文兵 著

吉林科学技术出版社

明哲就是保身

谈中医就得说道学，有人把东汉时期张道陵创立的道教当作道学，更多的人把先秦的老子、庄子奉为祖师，将他们的智慧称为老庄之学。

老子只不过是道学的中兴者、传承者，以著作《道德经》而传名后世。老子之前有黄帝，因此道学也被称为黄老之学。在黄帝和老子中间几千年历史中，商汤的"开国宰相"伊尹和西周的尹吉甫都是道学大师。黄帝之前有伏羲、女娲、神农，这些大巫、大觋是目前已知的道学、中医的鼻祖。

"明哲保身"一词出自尹吉甫的诗篇《烝民》，记载于《诗经·大雅·烝民》中。原文是"既明且哲，以保其身"，对应开篇说的"天生烝民，有物有则。民之秉彝，好是懿德"。这句话经常被圣贤先哲老子、孔子、孟子、司马光等人引用，后来演变为成语。

"明"指看得见、摸得着、听得见，对应天生万物中有形的物体。

"明"（ ）的人被称为聪明，耳聪目明，不惑于物。"明"的状态被称为"智"（ ），故曰"明智"。

"智"的字形就是"知"（ ）"日"（ ），是形而下的学问。

人生在世，光知道有形的物是不够的。有形的物背后有无形的能量推动，内部有复杂、无形的关系存在。虽然这些能量的运动、变化、转变是看不见、摸不着、听不到的，但也是有规律可循的。这种规律就是则，即后世说的道，是形而上的学问。人们需要用高度的抽象思维能力去认识、研究、把握它，这种高度的抽象思维能力就是哲。

"明"是小聪明，"哲"是大智慧，两者结合起来，为人处世、保健养生就不成问题。

有些人缺乏抽象思维的能力，只能思考应对具体、简单、形象的物。比如问弱智（其实是"弱哲"）的孩子"一加一等于几？"，他只能掰着手指头算才能得出结果；还有，普通人只会在看得见的棋盘上，用摸得着的棋子下棋，高手则能下盲棋——面前空无一物，所有的变化、法则都在头脑中运行。

可悲的是，有些人只相信、只研究看得见、摸得着的物，不相信，也无法理解、把握"则"；可笑的是，这些弱智（弱哲）、无能的人还跳出来攻击那些哲人和哲学理论。正如老子所言："下士闻道，大笑之。不笑，不足以为道。"

"上士闻道，勤而行之。"如果我们没有明道的能力，不妨去学习、运用先哲们已经发现的哲理。

哲学其实就是"折学"，是曲折、变化的意思。

曲折的反义词是执拗——一根筋、一条道走到黑。

"明学"是直白的学问，一个方向，直观形象，浅显易懂。举个最简单的例子：一加一等于二，一个苹果加一个苹果等于两个苹果，一件好事加一件好事等于两件好事……但是如果这个命题换成哲学角度，就成了一种变化曲折的学问，变得不一定了：一加一不一定等于二，有时候一加一大于二，有时候一加一小于二。

为什么呢？因为一加一等于二是在特定条件下成立的。比如在一条直线上用力，方向一致的情况下还成，如果出现了两个不同的方向，这时候一加一就不等于二了，它会形成一个合力，但合力就会小于二；如果两个方向是完全相反的，此时的合力就等于零了。

"直学"的思维很简单，就是一维——一个方向的思维，但是我们放在二维，还有三维，如果再加上时间和空间的影响，结果就更难预测了。比如，时间长了，两个苹果会烂掉，一加一等于零；时间更长一些，苹果会生根、发芽、开花、结果，一加一可以等于无数。

哲学研究的是一种更深奥、更富有变化、更复杂、更难让人明白的学问。

这个学问会告诉我们什么呢？什么东西都不是越多越好，多到一定程度就会走向它的反面，就会变成灾难。比如，现在有些媒体总会登出一些科普文章，题目一般是这样的："多吃——有益于健康"。从科学的、"直学"的角度来讲，有道理，而站在哲学的角度来看待，人们就会产生怀疑：这是不一定的。"物无美恶，过则为灾"——任何事情走到了极点，就会走向它的反面。

事实也证明，维生素 A 吃多了会掉头发，皮肤干燥；维生素 E 吃多了会导致性早熟；糖吃多了会导致蛀牙、骨质疏松；喝水过多会加重心脏、肾脏负担，导致胃肠蠕动变慢……

如果人们有了哲学修养，就不会相信这些打着科学旗号的文章，避免上当受骗，成为牺牲品。

俗话说"隔行如隔山",医学这座大山尤其高大、险峻。作为一门研究人的学科,其涉及面广,且非常复杂。普通专业完成本科学习需要四年,而医学专业需要五年,在国外则要求八年。尽管如此,即使是医生本身,在完成学业以后,也只能选择某一专科作为研究工作的领域,而不能兼顾其他。

再者,由于医学领域更新发展速度极快,昨是今非、今是明非的现象屡见不鲜。比如,治疗感冒的"康泰克",昨天广告还大声叫嚷"早一粒,晚一粒,驱除感冒困扰",而因为最新研究发现此药可诱发白血病,所以又赶紧声明"不含 PPA(苯丙醇胺)"。这就要求即便是从事本专业工作的医生也要掌握最新医学进展,及时更新知识,改正错误观念,避免落伍,耽误治疗。

这样说来,让普通老百姓,让非专业人士全面掌握医学知识是不可能的,一知半解甚至是有害的。但现在很多人却靠着一星半点的科普知识,听广播、看电视广告,甚至听信一些黑心商家的欺诈宣传来自己吃药看病,情况堪忧。

话说回来,"隔行不隔理"。不管多么艰涩高深的学问,都不能违背基本的自然规律,必定有章可循,有道理可讲。不管中医多么神秘,不管西医如何复杂先进,如果其认识理念和治疗方法违背了自然规律,即便不懂医之人,也是可以反对的。

但是对于预防疾病、保健、养生而言，认识、掌握哲理，远比了解一些知识有价值。

古人云："为人父母者不知医为不慈，为人儿女者不知医为不孝。"这并不是要每个人都去学医当医生，而是建议人们学习、明白、掌握一些医学道理，从而更好地生活。普通人掌握一些医学哲理是完全可能的，举一反三运用于防病治病中无疑是有益的。

今天很有必要重谈这个问题，因为当今社会有太多有觉无知、拘形为象、有明无哲、有智无慧的人存在。

现代人都很聪明，智力都够用，受教育程度也不低，但是整天讲知识、讲技术、讲手段，却忽视了方向——"只埋头拉车，不抬头看路"。明白一些养生保健的哲理，学学养生之道，也许是现代人最需要的。

目录

1 歌舞升平 1

身为中国人，居处环境、遗传体质决定了发自内心地歌舞是最适宜我们的保健方式。

2 起死回生 7

中医治病救人的奥秘，就是依靠患者天生的防病治病的自愈能力，也就是所谓生机。离开这一点，再高明的医生也不会有所作为。

3 刻舟求剑 13

无论治国还是治人，都应顺应自然之道，知常达变，动中求静，静中求动。如果孤立、静止地看待、解决问题，那就可能产生祸国殃民的结果。

4 塞翁失马 19

人常说钱财是身外之物，生不带来，死不带去。但事到临头，真正能做到如此达观的人没有几个，往往是病入膏肓、死到临头的时候才想起生命是最可宝贵的，可惜为时已晚。

5 田忌赛马 25

如果我们知道了周围人的秉性特点，又有自知之明的话，就能掌握与不同人相处的技巧。既能在与人的交往中获益，不是躲进小楼成一统，老死不相往来，又能避免出现农夫与蛇的悲剧。

6 物极必反 35

养生的秘诀不过是保精持满，不要过早、过度消耗精气，尽量晚一些触碰极限和极点罢了。说白了很简单，又有多少人能做到呢？

7 郑人买履 45

度的好处是直观、量化，容易掌握，但它只能静止、片面地反映客观实践，所以只能作为参考，不能完全替代实践。况且有些事是不能量化的，是测不准的。只有头脑简单的人、喜欢偷懒的人，才往往愿意为了省事而这么做。

8 修身养性 55

在贵生的基础上，人们才会去学习养生。养生包括两个方面：首先是追求生命的量，也就是如何延长寿命；其次是追求生命的质，也就是身心健康，要活得好，活得精彩。

9 捶胸顿足 61

中医认为，有诸内必形诸外，这些欲火焚身、忧心如捣、焦躁不安的人恨不得去吞冰卧雪，登高而歌，弃衣而走。应该让他们把体内的郁热邪气发泄出来。这时候他们需要的不是静，而是动。

10 积精全神 69

精髓作为物质基础，在早期积累完成以后，就逐渐流失、消耗。尽管也有填充，但总体趋势是由负增长到纯减少，直到油尽灯枯。

11 性命攸关 75

人的天性、本性是由命决定的，一辈子都不会改变。具体说就是"神"。

12 拘形为象 79

所谓"象"由心生，就是通过自身的修行，开启智慧，进一步提高人的抽象思维能力，达到能见微知著、由表及里、举一反三的目的。

13 盲人摸象 85

明眼人都知道，每个盲人发现的都是真相，但只是部分真相。他们可以自以为是，但如果能以谦卑的态度，尊重、学习别人的发现，就能更接近全部真相。

14 失魂落魄 89

失魂落魄并非完全丧失意识，也不是昏迷。人还是清醒的，但举止失常，近乎疯癫魔怔，精神不大对头，丧失了内心深处的某种东西——说得科学点就是潜意识。

15 尸位素餐 97

容易受暗示，被催眠、洗脑的人，最可能发展成多重人格。失神放空自己在先，被灌输邪念在后。从中医的角度来看，失去本我也就是失神，是附体的前提。

16 人无远虑，必有近忧 103

中医治疗焦虑，定位在心神；治疗焦忧，定位在脾胃。二者诊断都是虚火，病因为妄想。诊断之后，通过针刺、艾灸、服药、按摩等手段，可以很快解除患者的生理症状，进而有助于进一步改善心理状态。

17 忧心忡忡 109

预防忡的发生，以护心为首要。首先避免情绪的剧烈变化，喜、怒、忧、思、悲、恐、惊中，惊最易导致怔，忧易致忡。其次避免感情、情感的伤害，爱恨情仇、贪嗔痴怨都容易导致心神不安定，甚至散乱。

18 病入膏肓 115

中医判断人的生死则根据"神"，得神者昌，失神者亡。神是人自愈、复原的功能的总称，不仅指肉身和意识，还有更高级的心理活动。

19 运斤成风 121

治愈疾病，不仅要靠医生高超的技术，更需要患者的配合。离开了患者的代偿、修复、自愈能力，医生什么都不是。

20 曲突徙薪 125

不仅要未雨绸缪、防患于未然，更重要的是要有预见性、前瞻性，要从善如流，善待给自己提忠告的人。

21 七月流火 131

如果不懂天文、星象、气候、物候，就很难理解中医理论，要么斥之为封建迷信，要么曲解附会，把五行解释成五种材料、五大行星等。这就类似于十姨庙的故事，让人啼笑皆非。

22 恬不知耻 135

现代社会竞争激烈，虽然没有旧时那么血腥残暴，但一样对人的智商特别是情商提出很高的要求。除了比凶斗狠，还要看谁能及时修复创伤，满血复活，重新披挂上阵。这其实也是恬的功能。

23 甘之如饴 141

现在人吃到糖是稀松平常的事情，古代却不然。在古代，天然的糖分存在于水果和蜂蜜中，无需特殊工艺即可获取，但产量有限，又受时令和贮存条件的限制。

24 含饴弄孙 147

含饴弄孙体现的中国养老观，就是充满温暖、亲情的三世同堂、四世同堂。这种家庭中有暮气沉沉甚至死气沉沉的老人，也有朝气蓬勃、英姿勃发的儿童和少年，当然还有沉稳刚健的中年人，这种阴阳、温凉、刚柔交织的结果，就是形成一种和谐的气氛，有益于人的心神健康。在这样的家庭里，老人不是混吃等死，中年人不绝望，儿童充满希望。

25 大快朵颐 153

人是杂食动物，食品质量不足时只能通过数量弥补，嘴大、颐广、容量大就是优势。随着生产力的发展，精细精美的食物越来越多，没必要吃那么多，下巴就逐渐收回，大嘴也变成了樱桃小口——现在，美丑贵贱都颠倒了。

26 杞人忧天 159

本质上而言，想解决心理问题，还是要从身体入手。生理问题解决了，心理问题就迎刃而解，根本不需要劝导。

27 脍炙人口 165

古人炙肉用木薪炊火，讲究慢工出细活，烤出来的肉油出、味入、皮焦、里嫩。现代人心急浮躁，用的是电火、煤火、微波，烤出来的肉味道难吃，哪里谈得上脍炙人口？

28 应时当令 171

人应该按照时令调整、调节自己的生活，包括但不限于起居、作息、饮食、服饰、情绪、作为等。

29 杯弓蛇影 177

临床上大多数焦虑、抑郁的患者不是因疑生病，而是因病生疑，也就是经常为病态、负面的心态找理由生疑。

30 讳疾忌医 181

"讳疾"还有可能是不让别人知道，自己偷偷治疗。"讳疾忌医"则是另外一回事，指隐瞒或拒绝承认自己有病，同时又不让医生治疗。

31 寿终正寝 185

现在医疗条件好，新药、新技术层出不穷，但是猝死的中年人越来越多，都是四十多岁就走了，连个"寿"都谈不上，原因就出在生命观和价值观上。

32 望梅止渴 189

渴是主观感觉，是心火。有的渴与身体干燥、津液不足有关，有的则因情绪、情感得不到满足而产生。人在激动、焦躁的时候总会觉得口干舌燥、咽喉发干，偶尔发生还算正常，经常如此就是病态了。

33 问心无愧 195

早期的惩戒教育容易让人产生羞耻感，进而发展为愧疚感。"疚"是心病日久后产生的自责和负罪感。愧久了，就会出现疚。也就是说，患者从开始的亏欠、自卑的虚证，转向责备、谴责、伤害自己的实证。

34 皮开肉绽 201

无论何种外伤，都会伤及血络、脉管，出现出血、瘀血或血肿，因此止血、消肿、活血就是治疗外伤必不可少的步骤。

35 刮骨疗毒 205

中医通过手术的办法把朽骨取出，这是治疗这类疾病的好办法。所谓刮骨疗毒，指的应该是刮除坏死的朽骨。

36 流水不腐，户枢不蠹 209

人首先要顺应春生、夏长、秋收、冬藏，因势利导，善用其利。其次，不要违和，过热了要乘凉，避免中暑；过寒了要烤火，避免冻伤，善避其害。

37 肝胆相照 213

肝胆相照除了表示彼此不隐瞒、遮掩，还有互相关照、照应的意思。

38 没齿难忘 217

人老了，牙齿没了，不是因为刚强，而是因为不懂口腔卫生，不漱口、不刷牙，牙齿最终被细菌侵害，瓦解、碎裂、脱落。

39 一吐为快 223

呕吐是天赋本能，是用来保护身心健康的。当人闻到不舒服的气味，看到某种血腥痛苦或难以接受的场景，吃进去、喝进去有毒、有害的东西，过度摄入某些东西（甚至是水），都会通过呕吐来化解，排出毒素，消除心理障碍。

40 痰迷心窍 229

没有外界诱因，人体却主动分泌黏液，只能说明营养过剩，中医称之为痰湿体质。此时应当控制饮食，避免过多营养物质的摄入，特别是助长痰湿的牛奶、煮鸡蛋、水果、冷饮和啤酒，当然还有海鲜，特别是海参。

41 癥瘕积聚 235

根除癥瘕积聚，其实就是防患于未然，就是防微杜渐，控制量变、形变，预防质变的理论和手段。

42 吮痈舐痔 241

清创排脓、透邪排毒是治疗痈疮的重要环节。在古代，医生就承担了吮吸脓液的工作。

43 饮鸩止渴 245

中医利用砒霜大热、大毒的特性，用来治疗恶性疟疾和白血病。当然，剂量、给药途径和剂型都需精准把握。

1
歌舞升平

身为中国人，居处环境、遗传体质决定了发自
内心地歌舞是最适宜我们的保健方式。

"歌舞升平"一般指社会安定和平。其实，歌舞也能给人带来身心的平和、安定，所以，能歌善舞对个人和民族来讲，是一条良好的表达情感、宣泄情绪、舒畅气血的途径。培养和保持这个习惯，对保持身心健康大有裨益。

说白了，歌唱就是非正常说话，通过声调、语速、旋律的变化来表达一种非正常的情绪、情感。

当语言显得苍白无力的时候，歌唱就是最好的表达方式。

最简单的歌唱就是喜悦时的嬉笑、悲伤时的号哭、惊恐时的尖叫、痛苦时的呻吟、思念时的念叨、生气时的吼叫、郁闷时的嗟叹。

舞蹈就是非常规动作。平素循规蹈矩的人，需要用不一样的动作宣泄内心的能量。比如高兴时欢欣鼓舞、手舞足蹈、欢呼雀跃，悲伤时呼天抢地、捶胸顿足。

非常的情绪和情感通过非常的手段得以表达释放，得以舒缓平和。如果不这样做，憋屈、郁闷就此产生，长此以往，身体和心理都会出现问题。

藏族的舞蹈有个代表性动作是旋子——左手和左脚，右手和右脚一起舞动。简单地说，就是顺拐。如果正常生活中这么行走，自己肯定会觉得别扭，别人更会觉得可笑。可是在藏族舞蹈中反复出现这个动作，却能给人美的感受，舞者也自觉舒畅。这样跳舞，估计偏瘫的可能性会大大降低。

西藏天高地阔，藏族歌手的嗓音个个高亢清越，直入云霄。如果来场不插电、无伴奏的比赛，藏人的歌声当数第一。

蒙古族是马背上的民族，舞蹈中也洋溢着奔腾豪放的情绪。可能是经常驾驭马的缘故，蒙古族舞蹈中摇肩的动作非常多，甚至显得夸张——估计蒙古族肩周炎的发病率不会太高。

最有名的是蒙古族的敬酒歌，旋律曲调相对固定，可是歌手随着客人的身份、场景变换歌词，客人不喝，歌声不停，烘托气氛、交流感情到了极致。

新疆歌舞更是著名，王洛宾、雷振邦、刀郎等人都从中汲取了很多营养，创作出了很多动人的歌曲。比如欢快明亮的《达坂城的姑娘》，准确到位地表达了人的情感。

新疆舞蹈以扬手、转腰、平移脖子为特点。想想一个平素束手拘谨、颈肩腰背僵硬的人会是怎样的心态，就会明白新疆舞蹈的治疗作用。

比起其他民族，汉族并不是一个能歌善舞的民族。换句话说，我们显得过于含蓄，对自己的情绪和情感过分压抑，无法伸张或有法却不去宣泄。

也许有人会举出大秧歌、舞龙灯、跑旱船、信天游、二人转等来证明我们也能歌善舞。但是扪心自问，我们的歌舞有多少是发自内心地表达自己的情感？有多少是应景随心，工作时唱、吃饭时唱？我们的歌舞大多是程式化、仪式化的，以至于僵化，失去了歌舞的原意。

总体来讲，汉族人的心理负担较重，情绪、情感的压力大，这与不善歌舞有很大关系。

究其原因，主要是被所谓规矩束缚太多，长期压抑自身的心性形成了习惯。

儿童时期本应是天真烂漫、生动活泼的阶段。我记得上小学的时候，老师要求我们两手交叉放在背后，挺胸抬头地听课。采用这样拘束压制的方式，老师倒是省事了，可是谁考虑过孩子的感受呢？课间休息的十分钟，本来是孩子们嬉笑打闹放风的时候，可现在很多学校怕出事担责任，撤除了单杠、双杠，禁止孩子们攀爬、奔跑，连说话声音的大小都做了限制……

另外的原因就是城市化。试想在人群密集、钢筋水泥的"森林"里，谁要是唱一嗓子、跳一段舞，也许会被当作"精神病"。想想在高山旷野里吼一段《信天游》的舒畅，就会更深刻地理解城市生活的憋闷。

很多人也意识到了这一点，于是有的早早起来爬香山去喊山，有的聚集在公园里合唱、独唱，有的聚在 KTV 里 K 歌。如果能有越来越多的人去唱歌，唱自己喜欢的歌，唱自己创作的歌，医院就会少很多病人，足球场上就会少一些"京骂"。

但是，想唱就唱说来简单，其实很难。

还有一个不能忽视的原因就是商业化的影响。铺天盖地的宣传、鼓噪、反复地灌输，闹得现代人听别人的歌、唱别人的歌，跟着别人的感觉走，体会别人的情绪，虽然歌也唱了，舞也跳了，表达的却不是自己的情感，最终失去自我。

唱歌跳舞不是为了自己舒服，而是为了让别人觉得好。所以，人们总是在跟风赶时髦，先是国标，后是拉丁，现在又在学肚皮舞和钢管舞。说来最难让人忍受的还是那些伪民歌，表达的是虚情假意，唱的人过于做作。直到听到了天籁般"原生态"的民歌，才让人体会到了返璞归真的美好。

古时的养生、治病，是先有"大舞"，在五千年前的陶盆上就有类似练动功的"舞"。在四千多年前的《尚书》和秦国的《吕氏春秋》中，有中原地带发大水的记载，当时的人们受了湿气,"筋骨瑟缩不达,故作为舞以宣导之"。之后的古籍也记载了以舞祛病和导引、按跷、吐纳等养生治病的办法。流传下来的八段锦、五禽戏等动功,即是由"舞"发展而来的。武术的武也源于舞,只不过其攻击、战斗的意味更重一些。

《黄帝内经·素问·异法方宜论》中说:"中央者,其地平以湿,天地所以生万物也众,其民食杂而不劳,故其病多痿厥寒热,其治宜导引按跷。故导引按跷者,亦从中央出也。"

身为中国人,居处环境、遗传体质决定了发自内心地歌舞是最适宜我们的保健方式。

2
起死回生

中医治病救人的奥秘，就是依靠患者天生的防病治病的自愈能力，也就是所谓生机。离开这一点，再高明的医生也不会有所作为。

扁鹊跟从长桑君学习中医，出师后周游列国，治病救人，留下了许多生动有趣的故事。他不仅为王公贵族治病，也关心民间疾苦。在赵国邯郸，当地妇人金贵，他就当起了妇科大夫；过河南洛阳，闻周人爱老人，即为五官科大夫；来秦国入咸阳，闻秦人爱小儿，即为小儿医，随俗为变。司马迁在《史记》中为扁鹊立传，使得后人有幸一睹他的风采。

扁鹊路过虢（guó）国（今河南省三门峡市），听说虢太子死了，扁鹊就至虢宫门下，问负责给太子看病的太医：太子得了什么病？我看到整个国家都忙着准备办丧事。

太医回答：太子病血气不时，交错而不得泄，暴发于外，则为中害。精神不能止邪气，邪气畜积而不得泄，是以阳缓而阴急，故暴蹶而死。

扁鹊又问：什么时候死的？

太医回答：鸡鸣至今。

扁鹊再问：收殓入棺了吗？

回答：还没呢，因为死了还不到半日。

于是扁鹊说：麻烦您禀告国君一声，我是齐渤海秦越人也，现在住在郑国，没有机会为他做点什么，闻太子不幸而死，我能救活他。

太医说：老先生，你在开玩笑吧？说什么太子可生也！我听说上古之时，有个神医俞跗，治病不以汤液醴洒，镵石挢引，案扤毒熨，一拨见病之应，因五藏之输，乃割皮解肌，诀脉结筋，搦髓脑，揲荒爪幕，湔浣肠胃，漱涤五藏，练精易形。老先生要是能这样，则太子可生也；要是没这本事，还是回家哄小孩儿去吧。

就这么耗了一天，扁鹊仰天长叹：你这种人看病，就是以管窥天，以郄视文。我给人看病，不待切脉望色听声写形，就能说出病之所在。闻病之阳，论得其阴；闻病之阴，论得其阳。病应见于大表，不出千里，决者至众，不可曲止也。你要是不信我的话，就进去再看看太子，你会闻其耳鸣而鼻张，摸摸他的两条腿和阴部，还是温乎乎的。

太医听了扁鹊的话，惊得目瞪口呆，张口结舌，赶紧禀报虢君。虢君闻之大惊，顾不上穿鞋就跑出来见扁鹊于中阙（宫殿的中门），曰：久仰您的大名，只是无缘相见。先生过小国，幸而举之，偏国寡臣幸甚。有先生则活，无先生则弃捐填沟壑，长终而不得反。话没说完，就泣不成声，流涕长潸（shān），悲不能自止。

扁鹊安慰道：贵太子病，所谓"尸蹶"者也。人体的阴阳之气、寒热之气本来应该遵循一定规律和次序，保持平衡，阳热之气本来应该发散于外，阴寒之气本来应该固藏于内。如果二者彼此隔绝，颠倒了位置，就会出现尸蹶，外表看起来像尸体一样冰凉。高明的大夫知道，尽管病人外表冰冷，可体内还是有阳气，有生机；功夫不到家的大夫，就会以为人死了。

扁鹊马上让弟子子阳磨针和砭石（一种石制的刀具，用以割刮），自己亲自循经取穴治疗，用砭石刮削三阳经（手足阳明、少阳、太阳经），针刺百会、胸会、听会、气会、臑会这五个阳气交会的穴位。果然，过了一会儿，太子就苏醒了。扁鹊又让学生子豹为病人做热敷，还煎好汤药给病人灌下。没多久，太子就能坐起来了。

在扁鹊的精心照顾调理下，二十天后太子就完全康复了。

从此天下都说扁鹊能起死回生，但扁鹊说："越人非能生死人也，此自当生者，越人能使之起耳。"扁鹊不是客气、谦虚，他说出了中医治病救人的奥秘，就是依靠患者天生的防病治病的自愈能力，也就是所谓生机。离开这一点，再高明的医生也不会有所作为。

在一些医生的诊室、诊所里经常可以看到这样的锦旗、牌匾，诸如"起死回生""妙手回春""华佗再世""扁鹊重生"之类。且不说这些东西的真假，即便是真的发自患者内心的称赞，作为当今的医生，就算是重生的扁鹊，也应该比照一下古代的扁鹊是怎么想的、如何做的。

此事无关道德情操，其实是一个价值观和方法论的问题，也就是回答了究竟是谁治愈了疾病，病人和医生谁更重要的问题。

现代心理学研究发现，很多医生，特别是在急诊室工作的医生都存在上帝情结，认为自己负有拯救众生的责任，进而认为自己由于肩负此责任，因此具有超人的价值判断能力，而且具有拯救生命、起死回生的能力，最后甚至变成了凌驾于众生之上的神。这种情结最终会导致几近疯狂的自以为是，而人定胜天的思想和实践，置病人的身体、情绪、精神、自愈能力于不顾，仅凭自己的知识和能力去切割刮削、攻伐伤害，导致大量医源性事故的发生。

我大学毕业后在外宾门诊工作的时候，协助老师治疗过很多外国病人。我发现了一个奇怪的现象：这些病人被治愈以后，他们在感谢信仰的神——上帝。我很不满地问他们为什么不感谢医生。他们说是上帝通过医生的手治好了疾病，医生不过是"传道者"。

我的疑惑持续了很多年。行医日久，阅历渐深，我也逐步理解了他们的思想，明白了扁鹊的情怀。冥冥之中存在着的力量需要我们去敬畏、学习、体悟！我不由得想起一句古谚："药医不死病，佛度有缘人。"

3

刻舟求剑

　　无论治国还是治人，都应顺应自然之道，知常达变，动中求静，静中求动。如果孤立、静止地看待、解决问题，那就可能产生祸国殃民的结果。

战国末年，秦国丞相吕不韦组织门下学者编写了《吕氏春秋》，以道家思想为主轴，融合儒、墨、法、兵众家长处，阐述政治、经济、哲学、道德、军事各方面的理论。目的在于综合百家之长，总结历史经验教训，为以后的秦国统治提供长久的治国方略。在目前道家经典遗失、散落的情况下，《吕氏春秋》是不可多得的学道、学医的参考书。

刻舟求剑的故事出自《吕氏春秋·察今》，全篇的中心思想是论述古今法律应有不同，因为时世已经发生了变化。书中举例："楚人有涉江者，其剑自舟中坠于水，遽契其舟曰：'是吾剑之所从坠。'舟止，从其所契者入水求之。舟已行矣，而剑不行，求剑若此，不亦惑乎？"

俗话说："不为良相，便为良医。"无论治国还是治人，都应顺应自然之道，知常达变，动中求静，静中求动。如果孤立、静止地看待解决问题，那就可能产生祸国殃民的结果。

中医诊察疾病，善于把握当下。通过望闻问切，掌握病人的气机、病机，也就是生理和病理状态和变化规律，在诊察明确的基础上给予治疗。古人强调治外感病要"中病即止"，治内伤杂病要定期随时调整处方用药。

《伤寒论》中介绍桂枝汤使用注意事项的方后注中说："若一服汗出病差，停后服，不必尽剂。若不汗，更服依前法。又不汗，后服小促其间。半日许，令三服尽。若病重者，一日一夜服，周时观之。服一剂尽，病证犹在者，更作服。若汗不出，乃服至二三剂。禁生冷、粘滑、肉面、五辛、酒酪、臭恶等物。"书中不厌其烦，谆谆教诲，告诫医生要随时根据病情变化调整病人服药的间隔和剂量。

阿司匹林以前作为发汗药使用，现在又作为活血药用了，说是可以降低血液黏稠度，溶解血栓，所以很多中风和预防中风的病人都在用它。按照中医中病即止的理论，这样做是荒谬的，无疑会导致津液的流失、阳气的衰微。

很多长期服用阿司匹林的病人，出现腋毛、阴毛、头发脱落，毛细血管变脆易出血，消化道出血等不良反应。这就是认死理，不知变化的结果。

内伤杂病尽管变化慢一些，但医生不能一成不变，守方不改。因为任何药物使用时间长了，都会给身体带来副作用。比如甘甜滋补的药吃久了，会导致饮食积滞、肥胖臃肿；苦寒清热的药吃久了，会败坏脾胃，导致呕吐厌食、小便艰涩。

中医一般以五天为一个周期，也就是一候，要求病人复诊，调整处方药物。也有以十五天，也就是三候，一气为一个周期调整的。

现在，有些医生和医院靠卖药挣钱，以所谓疗程诓骗患者，所以病人一来就得买三个月甚至半年的药物，得用麻袋装回去。患者如果知道病在变，药也应该变的道理，就应该反问医生："如果这些药是有效的，那么服用了一段时间以后，疾病就会发生变化，原来的药就不合适了，为什么还要吃？如果让我一直吃同一种药，说明我的身体和疾病没有变化，这个药的效果就值得怀疑，为什么要买它？"

我在教授针灸学，教授经络、腧穴的时候，总是引用刻舟求剑的故事，告诫学生不要按照解剖学的定位方法去循经取穴，因为只有百分之百健康的人的经络、腧穴才会在书上的那个位置。

每个活人的经络都是流动的，腧穴虽然是相对静止的，但也是变化的。经络和腧穴会因为身体结构（比如做过手术）和疾病变化，而发生上下左右的挪位，甚至阻断、缠绕。穴位甚至会出现在经外。

如真正想把握身体气机的变化，就要在参考解剖定位的基础上，去触摸、按压身体，观察病人的反应，感觉气的流动和瘀滞。

阿是穴是最能及时、准确反映病人状态的穴，而阿是穴往往是经外奇穴，这样治疗就会显效。事实也证明，阿是穴在点按针刺以后就会消失，病人的症状也会随之缓解，说明经气流动归位，人体趋于正常。

用尺子、彩笔在身体上写写画画，标注穴位，就和刻舟的楚人一样，得形不得气，得言不得意，得荃（古同"筌"，捕鱼的竹器）不得鱼。

古希腊有位著名的唯物主义辩证法奠基人，他叫赫拉克利特（Heraclitus），在世年代大约与孔子相当。他有两句传世名言："人不能两次踏进同一条河流""太阳每天都是新的"。第一句名言的意思是，河水在不断地流淌、变化，当你第二次踏进这条河流时，过去的水已经流走，你遇到的是全新的水。这是对唯物辩证法"一切事物都处在永恒的运动、变化之中"的观点的朴素表达。

很多中国人虽然忘了自己老祖宗的"刻舟求剑"，但记住了古希腊人的话，总归是件好事，比起那些只知道世界是物质的，忘记了物质是运动的人要好得多。

4

塞翁失马

　　人常说钱财是身外之物，生不带来，死不带去。但事到临头，真正能做到如此达观的人没有几个，往往是病入膏肓、死到临头的时候才想起生命是最可宝贵的，可惜为时已晚。

保持心理健康应该像保持身体健康一样，从培养良好的情绪习惯和思维习惯入手，未雨绸缪，防微杜渐。非要等到出现了情绪障碍、情感伤害、精神错乱才去就医，很贻误病情，治疗起来也相对困难。

在父母对孩子的养成教育中，言传身教的作用很大。很多孩子的脾气、性格都酷似其父母，好则不必说，坏则代代相传。遗传是因，生长环境是缘，最终结果。所以，为人父母以后，也是修身养性的好时机，要注意自身言行对孩子的影响。要避免极端思维，避免由极端思维导致的极端情绪和行为。非白即黑，非好即坏，好则恒好，坏者恒坏。因果之间只有可能，没有必然。

西汉文帝、景帝奉行无为而治、休养生息的黄老哲学，百姓安居乐业，天下太平，历史上称为文景之治。汉武帝改道崇儒，穷兵黩武，淮南王刘安组织门下学者编写了《淮南子》，作为治国方略，意在进谏劝上。此书与《吕氏春秋》齐名，是道学的经典著作。塞翁失马出自其中《人间训》，阐述了老子"祸兮福所倚，福兮祸所伏"的观点。故事被后人经常引用，"塞翁失马，焉知非福"成为常用的成语。

原文是这样的：近塞上之人，有善术者，马无故亡而入胡。人皆吊之，其父曰："此何遽不为福乎？"居数月，其马将胡骏马而归。人皆贺之。其父曰："此何遽不能为祸乎？"家富良马，其子好骑，堕而折其髀。人皆吊之。其父曰："此何遽不为福乎？"居一年，胡人大入塞，丁壮者引弦而战。近塞之人，死者十九。此独以跛之故，父子相保。

塞翁是位智者、哲人，当然也是位心理健康的老人。分析一下他面对各种变故而坦然、从容、镇定的原因，想必也有益于我们自己。

事不关心，关心则乱。所以最根本的问题，在于个人的价值观，也就是说什么是你认为最重要的东西。

塞翁的价值观体现在故事的最后一句——"父子相保"，自己和亲人的生命是最重要的。

道家哲学基于"贵生"，以生命为最宝贵。唐代伟大的道家、医家孙思邈撰写的著作《千金要方》和《千金翼方》，源于孙思邈认为"人命至重，有贵千金"。

好像没有人不爱惜生命，道家说的似乎是废话。其实不然，看看别人的说教，就能明白。

儒家重生吗？孔子把"名"看得比生命还重，他说不饮盗泉水。孟子重义，他以鱼和熊掌比喻生命和道义，号召人们舍生取义："生，亦我所欲也；义，亦我所欲也。二者不可得兼，舍生而取义者也。"朱熹重节，他说："饿死事小，失节事大。"

商家以利为先，商人重利轻别离，不但不在乎儿女之情，有时还要豁出性命去博利。所谓富贵险中求，开始是为了养家糊口，后来就如痴如醉，完全是为了满足贪婪、攀比的欲望，直到奔波劳碌而死；或者为富不仁，招来杀身之祸。

塞翁看重的肯定不是马，所以丢了一匹马和得到两匹马对他的内心没有触动。普通人耽情于物，得物则喜，失物则悲。

我在临床上治疗过很多因宠物而病的人，有因为丢了猫、死了狗而长期茶饭不思、悲伤欲绝的人；有因为饲养宠物而导致夫妻失和、邻里不睦，甚至大打出手、投毒、伤人毁物、送命的人。出现这些问题的根源在于人的价值观。他们认为动物比自己或别人的生命更重要，所以宠物出了问题，人的情绪、情感和行为就会出现波动。

人常说钱财是身外之物，生不带来，死不带去。但事到临头，真正能做到如此达观的人没有几个，往往是病入膏肓、死到临头的时候才想起生命是最可宝贵的，可惜为时已晚。

医圣张仲景在《伤寒杂病论》中针对那些争名逐利的人写

道："但竞逐荣势，企踵权豪，孜孜汲汲，惟名利是务；崇饰其末，忽弃其本，华其外而悴其内。皮之不存，毛将安附焉？"

医圣自觉无力回天，感叹道："举世昏迷，莫能觉悟，不惜其命，若是轻生，彼何荣势之云哉！而进不能爱人知人，退不能爱身知己，遇灾值祸，身居厄地，蒙蒙昧昧，惷若游魂。哀乎！趋世之士，驰竞浮华，不固根本，忘躯徇物，危若冰谷，至于是也。"

向塞翁学习的另一要点，就是避免一根筋的僵化思维。我们很多的情绪习惯就是长期条件反射形成的，是非理性的，且不考虑多种可能性。而事实上，因果之间有缘的存在，条件变化，同样的因就会导致不同的结果。

坏事可以变好事，好事也能变坏事。人如果无力回天，不能改变因的话，还可以改变缘，最终改变结果。如果非要钻牛角尖，与不可抗力纠缠，或者抱定了结果不能改变的想法，那就很危险。

父母要给孩子多种可能性的教育，别搞绝对化。什么善有善报，恶有恶报，真实社会不是如此，否则孩子入世以后就会陷入焦虑和困惑。

另外，要对孩子进行挫折教育，告知江湖社会存在的危险和灾难，提前打预防针，免得届时不知所措，一蹶不振。而且，"见人且说三分话，不可全抛一片心"。

最终，还要鼓励孩子早日接触社会，深入社会。只要亲身实践，见多识广，自然就会多角度、全面地分析问题和解决问题。

目前流行的拓展训练，其实也是一门好的锻炼身心的课程，好就好在不光在意识层面学习，还能在心理、情感、精神层面实践，触及灵魂。

5

田忌赛马

　　如果我们知道了周围人的秉性特点，又有自知之明的话，就能掌握与不同人相处的技巧。既能在与人的交往中获益，不是躲进小楼成一统，老死不相往来，又能避免出现农夫与蛇的悲剧。

当年孙膑和庞涓一同拜在道家鬼谷子门下学习兵法。庞涓先出山，在魏国做了将军，他嫉妒孙膑的才华，担心他辅佐别人超过自己，就把孙膑骗到魏国，"处以膑刑"，并在他的脸上刺字，防止他逃跑。

孙膑靠装疯暂时骗过庞涓，逃过一死，后来听说齐国使臣出访魏国，就偷偷去拜见了他。这个使臣很有眼力和魄力，就把孙膑接回了老家齐国。齐国大将田忌慧眼识英雄，很尊敬孙膑，把他接到家里善待。

田忌喜欢赛马，但屡次同齐国诸公子赛马总是输多赢少。孙膑仔细观察以后，发现了问题，想出了对策，于是向田忌建议不妨再赛，保证能赢。田忌深信不疑，欣然同意，并且与齐国诸公子打了个千金的赌。

到了比赛的时候，孙膑对田忌说："双方的马奔跑速度差别不大，所以互有胜负，难以把握。如果我们仔细分析一下对方和自己的马的实力，把双方的马分成上、中、下三等。这样当他们最快的马出场时，我们就派自己跑得最慢的马和它比赛，用我们最快的马跟他们中等速度的马比赛，用我们中等速度的马跟他们最慢的马比赛。这样差别就明显，我们的赢面就大了。"

果然三组马赛完了，田忌赢了两局输了一局，赢了千金。

田忌把孙膑举荐给了齐王，就是那个不鸣则已，一鸣惊人的齐威王。齐威王向孙膑请教兵法，拜他为军师。于是才有了后来的围魏救赵、马陵道射杀庞涓的故事。

孙膑的祖先孙武提出了"知彼知己，百战不殆"。孙膑则进一步告诉人们知己知彼以后该怎么办——"避其锋芒，击其惰归"。孙膑并没有去花钱换新马，也没有训练马提高速度，更没有用下作的手段对对方的马做手脚。他改变的只是马与马竞赛的对应关系。这些看不见摸不着、无形无象的关系的改变，却导致了输赢结果的改变，岂不令人深省？

兵家关注的是输赢成败，医生关注的是健康、疾苦、生死。既然兵家能通过改变关系转败为胜，医生难道不可以通过调整关系来起死回生、治病救人？

人是自然的产物，事实上，人的很多疾苦病患的产生，都是因为没有处理好人与自然的关系，违背了自然规律。所谓天行有常，顺之则昌，逆之则亡。道家和中医都强调顺应自然，反对逆时而动、逆势而上。

比如，人应该了解四季的变化，并且随之调整、调节自己的生活规律。

《黄帝内经·素问·四气调神大论》中谆谆告诫人们："春三

月，此谓发陈。天地俱生，万物以荣。夜卧早起，广步于庭。被发缓形，以使志生。生而勿杀，予而勿夺，赏而勿罚。此春气之应，养生之道也。逆之则伤肝，夏为寒变，奉长者少。夏三月，此谓蕃秀。天地气交，万物华实。夜卧早起，无厌于日。使志无怒，使华英成秀。使气得泄，若所爱在外。此夏气之应，养长之道也。逆之则伤心，秋为痎疟，奉收者少，冬至重病。秋三月，此谓容平。天气以急，地气以明。早卧早起，与鸡俱兴。使志安宁，以缓秋刑。收敛神气，使秋气平。无外其志，使肺气清。此秋气之应，养收之道也。逆之则伤肺，冬为飧泄，奉藏者少。冬三月，此谓闭藏。水冰地坼，无扰乎阳。早卧晚起，必待日光。使志若伏若匿，若有私意。若已有得，去寒就温。无泄皮肤，使气亟夺。此冬气之应，养藏之道也。逆之则伤肾，春为痿厥，奉生者少。"

再比如，昼夜变化是有规律的，人本应该日出而作，日落而息，但现代社会大都市的人往往不自觉地用电延长光照时间，不仅颠倒阴阳，而且往往提前消耗潜能，透支精血。搞得女孩子月经提前到十岁就来，三十多岁的人经常失眠早醒，白天精神恍惚，不能胜任工作。

人是社会性动物，不能离群索居、独立生存，但如果不能处理好人与人之间的关系，身心一样会受到戕害。想处理好人际关系，首先必须知己知彼，其次需要勇气和魄力去改善关系。

从知人的角度来讲，《黄帝内经·灵枢·通天篇》以阴阳为原则，将人分为太阴、少阴、太阳、少阳、阴阳和平五类。

"太阴之人，贪而不仁，下齐湛湛，好内而恶出，心和而不发，不务于时，动而后之。""多阴而无阳。"

"少阴之人，小贪而贼心，见人有亡，常若有得，好伤好害；见人有容，乃反愠怒，心疾而无恩。""多阴少阳。"

"太阳之人，居处于于，好言大事，无能而虚说，志发于四野，举措不顾是非，为事如常自用，事虽败而常无悔。""多阳而少阴。"

"少阳之人，諟谛好自贵，有小小官，则高自宜，好为外交而不内附。""多阳少阴"。

而"阴阳和平之人，居处安静，无为惧惧，无为欣欣，婉然从物，或与不争，与时变化，尊则谦谦，谭而不治，是谓至治。""阴阳之气和。"

《黄帝内经·灵枢·阴阳二十五人》还详细介绍了二十五种不同类型人的身心举止状态、变化规律。

如果我们知道了周围人的秉性特点，又有自知之明的话，就能掌握与不同人相处的技巧。既能在与人的交往中获益，不是躲进小楼成一统，老死不相往来，又能避免出现农夫与蛇的悲剧。

这就像孙膑告诫田忌的一样——对方的马是什么样的，我们应该怎么做——结局才能是赢得胜利，健康长寿。

其实人最重要的、最难相处的是自己和自己的关系，具体来说就是精神和肉体，情欲和理智，寤寐、动静、六脏六腑、经络气血间的关系。

很多人的各个脏器都没有问题，却活得很痛苦，其实就是内部关系出了问题。

我们都知道阴阳、五行学说是中医的基本理论，但很少有人知道阴阳、五行学说是研究什么的。为什么中医要研究玄虚缥缈的阴阳、五行？读了田忌赛马的故事，大家就会明白，看不见、摸不着的关系是无形的存在。掌握事物之间的关系，调整事物之间的关系，也会改变最终的结果。

阴阳、五行学说就是关系学，教人掌握事物之间最基本的关系：阴阳，相对复杂的关系；五行，更为复杂的关系；八卦乃至易经，等等。只有在知己知彼以后，兵家才能谋求百战不殆，而中医则谋求"以平为期，以和为贵"。

说白了，生命不过就是关系的总和，是精神和意志、意志和肉体、物质和能量、脏与腑、表与里等关系的总和。一旦关系出现了不协调，人就会生病；关系破裂，就是生命的结束。

一个人体检以后，发现每个器官、脏腑都很健康，却活得很不舒服，其实就是关系出现了问题；一个人出车祸死了，他的脏腑、器官可以移植到其他人身上继续存活，但这个人却"没"了。

两个人结婚，建立了家庭，成就的是一种无形的关系。两个人彼此包容、谦让，也允许在一定限度内互有争斗，但最终都要维持、维护家庭关系。如果整天激烈争吵、动手动脚，或者互不理睬、形同陌路，大打冷战，也许作为个体的每个人都很健康，但关系变了，这就是家庭出现了问题，最终两个人离婚了。每个个体都可以继续独立存在，但家却没了。

类似的例子不胜枚举。比如，一支篮球队有五个队员，个个身强体壮，身怀绝技，但球队却总是输球。这时需要的不是队医或技术指导去针对个体下功夫，或者干脆去签大球星换人了事，而是需要一个好的教练，调整队员的位置，协调球员内部的关系，最终才能反败为胜。

其实，每个人都明白，用的是同样的原料，厨子炒出来的菜就是比我们炒得好吃；用的是同样的零件，外国原装和进口组装的价格就是不一样；用的是同样的棋子，遵守的是同样的规则，输赢的结果，源于棋手的思路、水平的高低；同样的植物药，在中医理论指导下使用和在现代药理学指导下使用，就可能是两个结果。

在20世纪和近年掀起的否定中医的浊浪中，有一种废医存药的论调。持这种观点的人认为，中医理论是荒诞不经的，但中药是有效果的。所以，应该取缔中医理论，保留中药。奇怪的是，这种"元帅无用，士兵有用""孙膑无用，马有用""棋手无用，棋子有用"的观点居然甚嚣尘上。

如果机械地对症使用中药，把因时、因地、因人结合病人自愈能力才能起效的中药，当成无条件就能治病的西药；如果开药的医生不学习、研究中医基础理论，不分析病人的病机、体质，不掌握药物的寒热、性味、归经，结果就会使中药的疗效大打折扣。

与此同时，用西药理论分析中药的成分，提取所谓有效成分，这种研究中药的方法，其实并没有让中医药发扬光大。由于某些医生的无知和无能，他们无法把握药物内部复杂、多变的关系，只好去追求简单化；为了追求明显的效果，不惜加大

剂量，延长服用时间，结果导致大批使用中药而产生不良反应
事件的发生。

1990 年，日本厚生省规定，只对取得西医资格者授予汉方
诊疗资格。换言之，日本中医师（和汉医师）没有法定地位，日
本的政策就是"废医存药"。汉方制剂由西医大夫对病人使用，
而非在中医理论指导下辨证使用。

1990 年，日本厚生省宣布首先对小柴胡汤应用现代医学、
药学的再评价方法确认其安全性和有效性。经过大量研究，
1994 年，厚生省对小柴胡汤改善肝病患者的肝功能障碍之功效
予以认可，于是该方作为肝病用药被正式收入国家药典，日本
出现百万肝病患者同服小柴胡汤的"盛况"。小柴胡汤成了肝病
患者治疗首选药物，且贯穿治疗全程。例如，一患者连续三年
服用，累积服用了 7.5 公斤小柴胡汤制剂。

1995 年，小柴胡汤制剂的年销售额超过当年日本医疗保险
范围内 147 种汉方制剂总销售额的 25%。1996 年 3 月，媒体披
露：自厚生省认可小柴胡汤治疗肝病功效以来的 2 年内，有 88
名慢性肝炎患者因服用小柴胡汤而致间质性肺炎，更有 10 例死
亡。厚生省立即发出紧急通知，民众对此反响强烈。是谓小柴
胡汤事件。

小柴胡汤事件的出现绝非偶然，是日本废医存药、中药西用、对病而不辨证的必然结果。不能说日本在运用现代科学方法研究小柴胡汤方面没有下功夫。事实上，日本对小柴胡汤按西医、西药的研究思路进行的临床与药理研究，特别是对其治疗肝病的研究，可谓广泛、深入，而且系统、全面，手段亦甚先进。因此，有专家认为，从现代西医的药理学立场与方法出发，常常难以阐明汉方制剂及中药的疗效机理；从中医辨证立场来看，小柴胡汤不可能适用于所有肝病患者，也不可能适用于某一患者病程的始终。

这种废医存药、中药西用的现象依然存在，遗憾的是，某些人还打着中医、中药的招牌在蒙骗患者。

6

物极必反

养生的秘诀不过是保精持满，不要过早、过度消耗精气，尽量晚一些触碰极限和极点罢了。说白了很简单，又有多少人能做到呢？

脑子不够用的人，喜欢用幼稚、简单的思维方式，就像小孩子一样，往往喜欢先给人或事物贴标签，红脸白脸、好的坏的，一目了然。

懒得动脑子的人、思想僵化的人，喜欢用静止、不变的思维方式，好者恒好，坏者恒坏。趋利避害，无所不用其极。殊不知人、事、物质，都在变化之中。

事物发展到了极限，突破了度，就会转向反面。量的递增或者递减，最终都会导致质变，好的会变坏，坏的会变好。

维生素是公认的营养保健品、人体必需的元素，但是服用过量一样会导致疾病！

吃多了维生素 A 可能因肾脏无法排泄而引起中毒。发生中毒时，可出现恶心、呕吐、食欲不振、头痛、视物模糊等症状。及时停药，症状可逐渐减轻乃至消失；继续服用，症状会日趋加重，出现毛发干枯、脱落、皮肤丘疹、四肢疼痛、肝功能异常、贫血，中毒症状一时难以纠正。

维生素 B_1 的毒性较低，但大剂量服用可引起头痛、眼花、烦躁、心律失常和浮肿，并有临产麻痹、丧失知觉等神经系统症状；长期超量服用可使人变跛。有些人注射维生素 B_1 还可引起过敏反应，甚至出现过敏性休克，故而肌内注射时应预先做皮试。

服用过量维生素 C 可能引起肾炎、尿路草酸盐结石、腰痛、腹泻等症状。长期大量服药，一旦停药或改小剂量时，还可能发生维生素 C 缺乏症（坏血病）。

过量服用维生素 D 可能发生中毒，引起高钙血症，出现软弱、食欲不振、疲劳、呕吐、腹泻，甚至组织异位钙化、骨骼硬化、肝脏肿大等。过量的钙沉积于肾脏内，使肾脏受到损害，进而引起高血压、肾结石。

成人服用过量的维生素 E 可出现生殖功能障碍、肌酸尿、胃肠道不适、乏力等。儿童服用容易导致性早熟。

砒霜是公认的剧毒药，《水浒传》里描述了潘金莲毒死武大郎的过程，使得砒霜的恶名深入人心，人人闻之色变，更谈不上服用。

砒霜的化学名字叫三氧化二砷，是白色粉末，没有特殊气味，外观与面粉、淀粉、小苏打很相似，容易误食中毒。口服过量砒霜能破坏某些细胞呼吸酶，使组织细胞不能获得氧而死亡。

但是有毒未必有害！如果医生掌握砒霜的用量和剂型，恰当使用的话，砒霜不仅无害，反而是治病的良药。

在古代，用砒霜煮水熏蒸治疗长期不愈合的疮口、窦道，以及慢性骨髓炎和经常流脓水者。疮疡科医家常用炼丹炉炼的红升丹、白降丹和中九丹等多种丹药中，都含有砒霜的成分；近代也用砒霜配制成"皮癌净"外用，治疗皮肤癌。

在医家的指导下，内服微量砒霜治疗哮喘、咳嗽也很有效。比如可以用砒石嵌鲫鱼，泥包火煅之；也可以用砒粉拌和瘦肉泥封火煅，然后去泥研末，少量内服。

砒霜还可用于治疗多种癌症，比如治疗食管癌就用砒石拌蜂蜜，让病人放在口中慢慢含化。

现代医学将砒石的精制品三氧化二砷制成注射液，每支1毫升，内含纯药10毫克，加入500毫升葡萄糖注射液中静脉滴注，用于治疗肝癌和白血病，取得了显著的疗效。

水是人体必需的物质，但谁能想到水喝多了会中水毒？输液用的水多了会导致心力衰竭。现在流行每天早晨起来喝两杯白开水的养生方法，根本不管自己是否感觉口渴，以及自身消化能力的强弱。有的人还沾沾自喜地说："喝完水就能大便。"其实，这是在泻肚子，多余的水没有尿出来而是拉出来罢了。

有的人喝得胃内存水，水走肠间沥沥有声；有的人喝得不停地上厕所，还美其名曰"排毒"，殊不知这是在加重肾脏负担，离下一步尿不出来、水肿就不远了。

有的人喝水还喝得脸上长满黑斑，看了中医才知道这就是水癍（bān），其实是中了水毒。

有的人喝得心慌、心悸，伸出舌头的时候，口涎滴滴答答的。睡觉的时候都流口水，浸湿枕头。

很多人都明白物极必反的道理，但苦于找不到这个极限在哪里，如何把握这个度？

其实，度包括两个方面，是外在的物质和人体内部环境的统一。同一种药物起到补益和毒害作用的量是因人而异的。

因为人的体质不同，耐药程度存在差异，加之心情、情绪、饮食习惯、居住环境的差异，所以仅仅根据年龄、体重决定药物的剂量，是很粗糙的。

比如饮酒，人的酒量和年龄、性别、体重的关系不大，反而和体质、遗传、当时的心情、是否先吃了饭有很大关系。

同一个人也会因为年龄、环境、心情的改变，导致对药物、食物的消化能力出现变化。俗话说"好汉不提当年勇",以前酒量很大,现在喝等量的酒也许就会醉倒,甚至中毒;以前能吃大块肥肉,现在吃了,也许就会出现胆绞痛、腹泻。

医生和营养师的责任,就是通过学习和实践,准确认识药物和食物的性质,仔细诊察患者和客人的身体、心理状态,然后精确地掌握剂量、使用药物。用毒药祛邪不伤正,用良药补益不生害,并且随时根据患者的变化调整药物品种或剂量,以顺应变化。否则就会导致乱用抗生素引起人体内的菌群失调,乱用激素导致股骨头坏死,乱用龙胆泻肝丸导致肾衰竭这类的医源性伤害。

普通百姓要听取专家、医生的意见,更要注重自己的主观感觉,根据自身的情况使用药物,即便是非处方药也不能轻易自行决定服用,或者长期服用。

另外,要食疗为先,药疗为后。在食物丰盛的今天,考虑一下自己是否真的缺维生素;即便缺乏,也要考虑能否从食物中补充,有无必要像施化肥一样去吃药片。

某些报纸杂志会刊登一些科普保健文章,比如《多吃××有益健康》。其实,不管文章的内容是多么先进的科学发现,如果我们有一些哲学素养,明白物极必反的道理,就不会被这些貌似科学的东西引向迷途。

物极必反的观念是道家对宇宙间物质、能量变化规律的总结，在黄老学说中一脉相承，也是中医阴阳学说对立统一变化的主要内容。老子在《道德经》中就说："曲则全，枉则直；洼则盈，敝则新；少则得，多则惑。""祸兮福所倚，福兮祸所伏。"

物极必反一词，最早出现在战国时期道家鹖冠子的同名著作《鹖冠子·环流篇》中。文章以北斗环绕北极星周而复始运行，人间四季随之变化立论，得出"物极则反，谓之环流"的结论。

人是血肉之躯，通过呼吸、运动、神志赖以生存。人生也不能逃脱这一规律，要经历一个生、长、壮、老、已的过程。外因导致的形体毁伤，大至殒命，小到折寿，显而易见。内在的物质基础——精血的损耗，才是影响人健康长寿的主要因素。

养生的秘诀不过是保精持满，不要过早、过度消耗精气，尽量晚一些触碰极限和极点罢了。说白了很简单，又有多少人能做到呢？

道家和中医精气神学说指出，生命的根本在于先天之精。先天之精源于父母，成于幼年，天天消耗，不能再补。如果元精可以补，天下就有不死之人了。所以，切莫相信什么补精血、补元气的鬼话，能恰当使用、节约使用就不错了。

一份元精，化生气、血、津液，促进自身的生长发育。我们消化食物的同时，食物也在消耗我们自己。一旦精气耗尽，纵然有千般美食珍馐也无济于事。所以古人有"人生一世，饭有定量"一说——吃得多，死得早；慢慢吃，悠悠活。

善于养生者，不暴饮，不暴食。食则七八分饱，不使突破极限。

善于养生者，不以胃肠热冷食、熟生物；不追求山珍海味，因为甘脆肥浓是腐肠之药，徒然过度消耗元气罢了。

目前，很多人吃饭早已不是为了充饥解饿，而是变成了应酬交际，满足心理需要。没见素食的人营养不良，更多的倒是饮食过度、肠肥脑满的人纷纷倒下。

饮食之中，集可爱与可恨于一身的莫过于酒。无酒不成席，有了酒就有了喜庆欢乐的气氛。但是一旦喝开了，拘谨的变得豪放，谦卑的变得昂扬，几杯下肚，不用人劝，自己就开始找酒了，最终鲜有不烂醉倒地的。

饮酒过度，伤害自身不说，还会贻害子孙。陶渊明"性嗜酒，期必醉"。他有五个儿子，个个智力低下。早年他还怨天尤人："天运苟如此，且进杯中物。"到了晚年，才觉察到儿子的平庸无能是自己长期酗酒所造成的，于是后悔莫及地写道："后代之鲁钝，盖缘于杯中物所贻害""但恨多谬误，君当恕醉人"。

元代名医忽思慧也曾在《饮膳正要》中曰："少饮尤佳，多饮伤神损寿，易人本性，其毒甚也。醉饮过度，丧生之源。"

一份元精，是用来促进生长发育、化生生殖之精，用于繁育后代的。按照自然规律，女子七岁，齿更发长；十四岁天癸至，月经来潮。而现代社会，无良商家在食品中添加激素，如同加春药刺激人体过早发育，早早漏精，小女孩十岁左右就早早来了月经。加上不良的生活习惯，小孩子夜夜"加班"写作业，光照加长，睡眠不足。再加上电视、杂志，周围环境情色刺激，使得小孩子过早懂事，身心早熟，带来的戕害更深。

女子自然规律是到了四十九岁天癸竭，本应月经干净，存留精血，颐养天年。但 20 世纪开始盛行的雌激素疗法让妇女绝经后不断出血，还美其名曰"消除更年期反应，保持骨钙"，其实是透支精血，挖得心头肉，疗却眼前疮。直到被揭露出严重的不良反应，诱发乳腺癌，导致瘀血凝结才算罢了。

道法自然，顺应自然。性欲、食欲本是自然天性，不可禁欲，也不能纵欲。人们经历了之前的禁欲年代，一下子又矫枉过正跳进了纵欲时代。数千年前《黄帝内经》就警示过人们："今时之人不然也，以酒为浆，以妄为常，醉以入房，以欲竭其精，以耗散其真。不知持满，不时御神，务快其心，逆于生乐，起居无节，故半百而衰也。"反观灯红酒绿、莺歌燕舞、夜以继日的人们，让人惊诧于古人的智慧。

在中国社会中，历代皇帝有确切生卒年月可考者共有 209人，平均寿命仅为 39.2 岁。贵为天子，万人之上，本应健康长寿才对。殊不知物极必反，锦衣玉食、恣情纵欲反而成了过度消耗生命的条件。

改革开放初期，深圳领全国风气之先，提出了许多振聋发聩的口号，比如"时间就是金钱，效率就是生命"。但也有一句口号令人反感："白天拼命工作，晚上拼命娱乐。"

按照自然规律，除非是打了兴奋剂，否则白天真的拼命工作，晚上肯定就会累得瘫倒昏睡；晚上拼命娱乐，白天就会打盹犯困。白天、晚上都拼命的人，能有几条命？

时过境迁，当时提出和实践这个口号的人不知在哪里。我只是看到新闻中不断出现的科学家、知识分子、IT 人士、商业精英、娱乐明星等英年早逝的消息。血肉之躯，变为异物，不亦悲夫？

7

郑人买履

　　度的好处是直观、量化，容易掌握，但它只能静止、片面地反映客观实践，所以只能作为参考，不能完全替代实践。况且有些事是不能量化的，是测不准的。只有头脑简单的人、喜欢偷懒的人，才往往愿意为了省事而这么做。

早在两千多年前，战国末年的韩非子写过一则寓言，讽刺那些偏执、教条的人。这个故事记载在《韩非子·外储说左上》：

郑人有欲买履者，先自度其足而置之其坐，至之市而忘操之。已得履，乃曰："吾忘持度。"反归取之。及反，市罢，遂不得履。人曰："何不试之以足？"曰："宁信度，无自信也。"

故事的精彩之处在结尾的"宁信度，无自信也"。古今中外，上下几千年，这样的人还少吗？

在欧洲黑暗的中世纪，宗教裁判以宗教教义为度，作为真理去检验裁量一切。结果，哥白尼至死不敢公开发表日心说；布鲁诺因为传播日心说、宇宙无限理论被活活烧死；伽利略遭受迫害，被判终身监禁。

现在，又有一些人想用所谓科学度，来否定和取代实践，作为检验真理的标准，妄图让人们否定千百年来中华民族身体力行实践检验过的中医药。

科学只是人类探索真理的方法之一，不是唯一，也不是真理。科学本身也需要实践来检验。

有多少当时被认为是科学的东西，后来被证实是谬误。现

代医学发明的药物，哪一个没有经过所谓科学的验证？双盲对
比、急毒、慢毒、动物实验、人体实验，一期临床、二期临
床……结果呢？在医疗实践中，治疗妊娠呕吐的反应停（沙利
度胺）造成了大量畸形婴儿出生；治疗细菌感染高烧的链霉素
会带来听神经损害，造成很多的儿童残障。更不用说后来的
PPA（苯丙醇胺）、激素造成的白血病、股骨头坏死……更为可
怕的是，我们不知道现在使用的西药，哪个明天又会被发现是
毒药，而我们自己会成为科学的牺牲品。

又有多少学科、理论当初被判定为不科学、伪科学，而
后来却被实践证明是真理。在苏联推崇米丘林的学说的时候，
1949 年苏联共产党中央委员会宣布孟德尔遗传学是伪科学，并
处死了孟德尔遗传学的拥护者，如瓦维洛夫院士。现代心理学
当初也被所谓主流科学界斥为巫术、伪科学。

千百年来，人们为什么喜欢用一个标准来检验真理呢？原
因很复杂，首先是权力欲望，谁拿了这把尺子，谁就掌握了生
杀予夺的大权；为了巩固自己的权威，他们就拼命鼓吹，给别
人灌输这些教条。

其次是幼稚思维的需要，想省事，想让复杂多变的事物变得
简单固定、直观明了。深层原因在于这些人头脑僵化，喜欢用低
级简单的思维，无法驾驭或没有能力把握复杂多变的实践。就像
小孩子看戏，总喜欢脸谱化，把人分成好人、坏人。

就买鞋而言，一把尺子只能量出脚的长度、宽窄、肥厚和足弓的高低，而自我感觉的舒适程度，是尺子无法反映的。

很多人说中医的理论经验无法重复，其实也是犯了简单幼稚思维的错误。他们设定的所谓科研的参数太少，而中医治病上应天时，要考虑五运六气、季节、昼夜时辰；下要参考自然环境，风寒暑湿燥火，异法方宜；中要考虑人的体质、情绪、感情、饮食起居。而现今的一些科学验证手段是无法达到这个要求的。刘翔百米跨栏打破了世界纪录，有人不信，非让刘翔当面跑一次让他验证，结果可想而知。如果据此就否定刘翔的世界纪录，不是很无耻吗？

在今天构建和谐社会、复兴中华文明的大趋势下，出现几个求同不求和，挥着科学的大棒打杀中医的人不足为怪，也无碍大局。借杜甫的诗句送给他们："尔曹身与名俱灭，不废江河万古流。"

前面说了有人"宁信度，无自信"——有人宁信度，不信客观实践。

度的好处是直观、可量化，容易掌握，但它只能静止、片面地反映客观实践，所以只能作为参考，不能完全替代实践。况且有些事是不能量化的，是测不准的。只有头脑简单的人、喜欢偷懒的人，才往往愿意为了省事而这么做。

我们在日常生活中，涉及养生、保健、治疗时也容易犯这个错误。比如，相信温度计，还是相信自己对冷暖、寒凉的感觉？

就体温而言，目前人们能测定的人的体温，有腋下温度、口腔温度、肛内温度。同样一个人，这三个温度是不一样的。体温表反映的只是局部真相，昼夜、季节的变化也会影响体温。

因为存在体质的差异，小孩子的体温稍微高一些，老年人的体温稍微低一些。有的发高烧的人，体温越高，手脚越冷，正所谓"热深厥亦深"。有的人发烧到了 39℃，还神志清楚，谈吐自若；有的人则接近 38℃就已经开始出现昏睡、昏迷，或谵妄等症状。

人的主观感觉则是人体的神对全身状态的反映，比体温表更能全面、具体地反映实际情况。比如外感风寒的人，尽管体温很高，摸起来体若燔（fán）炭，但病人却自觉寒冷，畏风恶寒，有的还打寒战。这时如果医生根据体温表指标，不管病人的主观感觉，给予冰敷、输液、灌冷水治疗的话，无异于雪上加霜。

再比如，中暑的病人体表温度很高，甚至出现昏迷。但因为饮食生冷，其胃肠温度却极低，有的病人吐泻，有的则是脘腹痞闷（胃脘部堵塞不舒、痞硬胀闷）、舌苔厚腻。这时只顾外热不顾内冷的话，无论发汗还是冰敷，都解决不了问题。中医则用芳香醒脾化湿的藿香正气水或十滴水，先治本后治标，全面调理人体机能。

有些心血管疾病的患者，胸部的体表温度就很低，摸起来冰手；有些心病和胃病患者，心口窝下、中脘部位也是冰冷的；痛经和不孕的妇女，小腹的温度也是冰冷的。这些病人的感觉或者疼痛，或者麻木，也有人自述寒冷。而现代医学检查，往往很少考虑这些体温的变化。

就居住环境来讲，虽然是同样的温度，干冷和湿冷是不一样的——我那些考到上海上大学的大同的中学同学，后来都得了冻疮。

干热和桑拿般闷热完全不一样。待在同样有"火炉"之称的吐鲁番和重庆，感觉是不一样的，得的病也是不一样的。

尽管人们引入了湿度的测定来反映客观实际，但是热源的性质、空气的成分、细菌尘埃的密度、空气的流动等其他因素同样在影响人体，是温度表、湿度计无法反映的，仍然无法替代主观感觉。比如，同样的温度、湿度下，在庙宇、窑洞、厅堂内的感觉是完全不一样的。

中国人都喜欢向阳的房间，而外国人似乎不太关心朝向，因为房间里都有空调，似乎温度都一样——事实上是不一样的，只是他们感觉麻木一些。

就取暖而言，水暖、气暖、电暖气、空调、炭火、木火等，即便制造的温度、湿度一样，给人的感觉也是不一样的，因为热源的波长、频率是不同的。就像用电火、炭火、木火烤出的鸭子味道是不同的。即便同样是木火，果木烤出的鸭子，就比用其他木材烤出的鸭子味道好。同样的道理，屋顶中央空调暖风和地板采暖给人的感觉也是不同的。

中医用点燃的艾绒炙烤穴位做艾灸治疗，有些思维简单的人就以为仅仅是温度在起作用，仿制了一批电热、红外、激光等治疗仪器，而实践证明，其疗效根本不如艾灸。

就艾灸治疗本身，陈年的艾绒就比新艾叶好，无烟的艾炭棒就不如有烟的艾条，原因就在于艾灸治疗是多种综合因素在起作用。

很多自觉低烧的病人，只有少部分能测出体温异常，大多数被"度"视为正常无病。但他们却生活在痛苦中，手心脚心烦热，有的人睡觉时不得不把手脚贴在冷墙上；有的人会盗汗、烘热，半夜醒来，汗出如洗，衣被尽湿。

中医不迷信温度计，而是通过对病人的舌苔、脉象、腧穴的精细观察，查出病人身体的异常状态，得出或是阴虚火旺，或是气虚不固的结论，再予以对证治疗。

我们应该相信医院的各种理化检查指标，但不能忘记我们的主观感觉和精神意志。任何客观的指标，都需要人的解读，不能忽视人的主观因素。同样一张 X 光片，同样一张病理切片，不同的大夫可能有不同的诊断；同样一个大夫，在不同的时间也可能有不同的诊断。

另外，一定要尽可能参考多种指标。面对骨折的病人，我们看到他身体某个部位凸出来了，就要想到他身体有个地方凹进去了，没有人会愚蠢到砍掉凸出的部分。看到病人血脂、血压升高的时候，应该想想是不是有些指标降低了，而不是一味地去降脂、降压。

很多人感觉不舒服，到医院去做各种检查，却没有发现任何异常，也就是所谓亚健康。如果只相信理化指标，而不相信主观感觉，往往会贻误病情。因为我们目前的理化检查，往往只能测定质变而不能反映量变，只重视物质而忽视了运动。

比如消化不良的病人，胃肠运动迟缓，胃肠排空时间延长，往往出现嗳腐吞酸、口臭、牙龈咽喉反复肿痛、睡梦中流口涎。这些人即便去做胃镜检查，也没有发现问题，最多被判定是浅表性胃炎。这种功能性的障碍，西医理化指标无法反映出来。而中医有气的概念，中医大夫擅长通过望闻问切，能够准确判定病情，给予治疗。

再比如肿瘤患者，除非是遭受过核辐射，没有哪个病人是一夜之间就长出了癌细胞的，长癌细胞肯定是经历了一个从无到有的过程。

西医只能等到细胞质变才能判定肿瘤，而中医秉承了无中生有的道家理论，能够在量变、渐变的过程中，给予早期的判定和治疗。

"阳化气，阴成形。"道家认为，气动缘于神动，气滞缘于神伤。气滞气聚而成形，形聚日久而导致质变。

中医预防肿瘤时，特别关注精神、情感的伤害，因为这是癌症的缘起。中医有"脱营"和"失精"的病名，专指那些因为地位、财富急剧变化而导致的疾病，类似现在的淋巴肉瘤。

中医治疗肿瘤特别注重疏导、调畅气机，用针刺、艾灸来疏通、排泄郁滞的恶气。对已经成形但未质变的肿瘤，中医用化痰散结、活血化瘀，甚至用以毒攻毒的方法阻断肿瘤量变的进程；对已经出现的癌瘤，中医也绝不仅仅关注局部的病变，一切了之、一杀了事，而是权衡人体正气与邪气，治病求本。正气足则试图砍伐其根本，切断其复发孳（zī）生的条件；正气虚则求相安无事，带病延年。最起码不能杀敌八百，自损一千，为了治病，送了性命。

8

修身养性

在贵生的基础上，人们才会去学习养生。养生包括两个方面：首先是追求生命的量，也就是如何延长寿命；其次是追求生命的质，也就是身心健康，要活得好，活得精彩。

中医的生命观首先是贵生，认为生命是最宝贵的，千金难买。隋唐时期伟大的医学家孙思邈撰写了《千金要方》和《千金翼方》，起因就是他认为"人命至重，贵比千金"。可是几千年来，中国的当权者为了统治的需要，推行的是儒家的"轻生说"。孔子"过于盗泉，渴矣而不饮，恶其名也。"孟子说："生，亦我所欲也；义，亦我所欲也。二者不可得兼，舍生而取义者也。"朱熹说："饿死事小，失节事大。"外国的裴多菲也是一样，说："生命诚可贵，爱情价更高。若为自由故，二者皆可抛。"

人们自幼在这种观念的浸淫下，不由自主地形成了轻生、贱生的价值观，用生命去博取功名、利禄、道义、理想。有的是至死不悟，有的是临死方悔，但为时已晚。正如张仲景在《伤寒杂病论》序言中描述的那样："当今居世之士，曾不留神医药，精究方术，上以疗君亲之疾，下以救贫贱之厄，中以保身长全，以养其生，但竞逐荣势，企踵权豪，孜孜汲汲，惟名利是务；崇饰其末，忽弃其本，华其外而悴其内。皮之不存，毛将安附焉？"

在贵生的基础上，人们才会去学习养生。养生包括两个方面：首先是追求生命的量，也就是如何延长寿命；其次是追求生命的质，也就是身心健康，要活得好、活得精彩。

每个人都有天生的寿命，中医称之为天年。按照古人的规矩，六十岁为寿（活不过六十岁都算夭折），八十岁为中寿，一百二十岁为长寿——活到了一百二十岁才算是尽其天年。

生命的质表现在身体上，首先是身全。

人类经过数百万年的进化，用进废退，留下的都是有用的。认为某些器官没用，是科学的局限、人类的无知。现代科技发达了，阑尾、扁桃体、胆囊、子宫、脾、胃、睾丸、阴茎、肾……几乎没有不能切的。其实这些都是事急病危的时候，才不得不做。但产生这种想法的根源在于不知预防、不知养生。最终只好降低生活品质，抱残守缺，以求延长存活时间。

生命的质表现在身体上，其次是体健。

徒有完整的身体，却没有健全的功能和力量，叫作废或痿。最典型的例子就是阳痿，徒有其具，未尽其用。女性的不孕症叫阴痿，徒有卵巢却不能产、排卵，徒有子宫却不能养育。有的人胃肠动力不足，吃了不消化，导致积食宿便。其实这就是中医的气虚状态。

生命的质表现在身体上，再次是身无病苦。

除了身全体健，还要脏腑结构、功能关系都和顺协调。很多人活得很痛苦，但体检的时候却没有发现任何问题，其实就是无形的关系出了问题。就像一支篮球队，五个队员个个强健，但总是输球，问题就在于队员之间的关系和配合出了问题。

生命的质表现在身体上，最后就是尽其天年，无疾而终，安详去世。

很多人在痛苦中煎熬，生不如死。现在人们在讨论安乐死的问题，在争论是否可以让医生终结患者的生命——早干吗去了？

生命的质表现在心理层面，首先是足欲，也就是欲望的满足。

饮食男女，人之大欲，应该首先得到满足。饮食的目的首先在于充饥解渴，补充营养和体力；其次在满足心理需要，这时饮食要精致、少量、有滋有味、有情调有氛围，成为一种精神享受。

性交的目的本来是为了繁衍后代，掌握适度就是人生最美好的享受，有益身心健康和长寿。禁欲和纵欲的结果，都是灭绝人性，会导致痛苦和夭折。中医揭示了其中的变化规律，总结出了"七损八益"，值得人们去学习掌握，在禁欲和纵欲之间找到平衡。

生命的质表现在心理层面，其次是满意，也就是意愿的实现。

人在出生以后接受后天的教化，形成了自己的价值观，树立了理想、信念。如果能实现理想、达到目的的话，也算是完美的。问题在于，很多人的人生目标是不切实际的，是不可能达到的。如果一生为之而奋斗，除了短命，还会很痛苦。比如有的人受"金钱万能"思想的教育，一辈子做金钱的奴隶；有的人为了建功立业，不惜割舍亲情……

生命的质表现在心理层面的最高层次是称心，这是情欲和精神的满足。

这些人有自知之明，有独立的思想和人格，不为别人的毁誉所动，追求精神的愉悦和自由。《黄帝内经·素问·上古天真论》描述了他们的生活："恬惔虚无，真气从之，精神内守，病安从来。是以志闲而少欲，心安而不惧，形劳而不倦。气从以顺，各从其欲，皆得所愿。故美其食，任其服，乐其俗，高下不相慕，其民故曰朴。是以嗜欲不能劳其目，淫邪不能惑其心，愚智贤不肖不惧于物，故合于道。所以能年皆度百岁而动作不衰者，以其德全不危也。"

9
捶胸顿足

中医认为，有诸内必形诸外，这些欲火焚身、忧心如捣、焦躁不安的人恨不得去吞冰卧雪，登高而歌，弃衣而走。应该让他们把体内的郁热邪气发泄出来。这时候他们需要的不是静，而是动。

人类的情绪、情感的变化是非理性的，很大程度上是不以人的意志为转移的，就像人无法用意识控制、调节自己的心跳、胃肠蠕动、性器官勃起一样，让人有意地去放松、入睡、改变情绪等，几乎也是不可能的。现代医学称之为潜意识、自主神经系统，中医称之为心神、魂魄。中医不仅认识到了身心相关，而且还发现了身心之间联系的途径、桥梁，找到了调节身心的具体手段和方法。

非理性的问题应该用非理性的方法来解决，后天的意识、意志过强，不仅无益于病情的缓解，有时反而会加重症状。这时候，暂时地"忘我"是必要的。放弃后天意识的目的，应该是先天本能的恢复和回归，即心神、魂魄的回归和主宰，也就是人的自愈、自我修复能力的恢复。

放弃后天的意识，舍得、放下，有时是很难做到的，除非患者认识到了疾病的严重性，或者改变了过去的价值观，认识到生命是最宝贵的。另外，通过改变拘谨、压抑、紧张的身体姿势，也可以调节人的心理。观察一下婴儿睡觉的姿势，都是扬起双手。

我总是建议患者学习婴儿，用举手投降的姿势躺下，双手双腿都不要交叉。很多人开始时不习惯，不是肩膀疼痛就是双臂发麻，慢慢地他们就感觉到了背部肌肉的放松，体会到了"放下"，逐渐适应了这个姿势，心气舒畅，酣然入梦。

　　与此类似的是五禽戏中的猿戏，其中就有模仿猿猴扬起双臂、大步行走的动作。现代人习惯于双臂下垂，结果就是压抑、阻滞心气的流通。

　　心经出自腋下的极泉穴，过肘沿尺骨止于小指指甲内侧。猿猴在树上闪展腾挪，上蹿下跳，都离不开手臂的伸展发力。现代人很少再做类似的动作，时间长了就会自觉心情压抑、不舒畅。更有甚者，会出现气血郁闭在腋窝，导致失眠、心悸、无脉、手臂手指发麻等症状。缓解的方法就是打打篮球，练练单杠、双杠。治疗的方法则是练习导引、五禽戏、八段锦，或者直接让医生用针刺疏通郁闭的经脉。

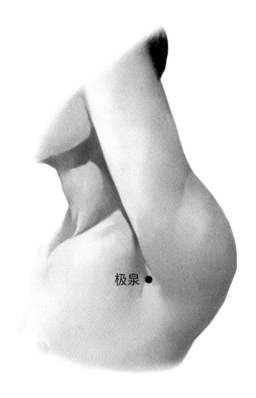

极泉 ●

很多人知道静坐和站桩是良好的修行方法，有助于放松、忘我。但事实上，普通人一脑门子心思，心是静不下来的。强迫他们入静，有时会引起激烈的情绪反弹，甚至会走火入魔。就像让高速行驶的汽车突然急刹车一样，不是剧烈磨损，就是出轨翻车。这种霸王硬上弓的手段是违反自然之道的。

中医认为，有诸内必形诸外，这些欲火焚身、忧心如捣、焦躁不安的人恨不得去吞冰卧雪，登高而歌，弃衣而走。应该让他们把体内的郁热邪气发泄出来。这时候他们需要的不是静，而是动。

人们用后天意识设计好的动，比如打沙袋、摔盘子、砸碗等，往往是不解恨的，因为它没有沟通心神。看看动物们或者婴儿们的无意识的表现，我们就知道了应该怎么做。比如说大猩猩被激怒以后的招牌动作，就是双拳击打前胸正中；小孩子在欲望得不到满足的时候，除了哭闹，还会跺脚，有的成年人在失望懊悔的时候还保留着跺脚的习惯。实践证明，这些动作对于缓解、释放恶劣情绪、情感是有效的。为什么呢？中医理论也有答案。

情绪、情感都涉及一个"心"（ψ）字。中医认为，心的外围是心胞，动心的初级阶段就是触动心胞，如果大喜之后大笑了，能量就释放出去了，一笑了之，没有后患。如果大喜以后没笑出来，能量郁闭在心胞进而入里影响心神，就可能使人疯癫。范进中举以后的表现就是如此，后来他被岳父打了一耳光，吐出一口痰，才清醒过来。所谓痰迷心窍，就是指体内的黏液阻滞了心胞的气血运行。

以此类推，如果大怒之后没有吼叫，大悲之后没有哭号，忧虑之后没有吟唱，惊恐之后没有尖叫，疼痛的时候没有呻吟……这些邪气都会郁闭在心胞，一直影响人的心情。释放这些邪气的方法，一个是情景重现，再次体验当时的情绪、情感状态，让自己喊出来、哭出来，把郁积的邪气发出去。这需要一个高超的大师通过谈话来逐步调意、调情。

最有效的方法就是找到邪气郁闭聚集停留的地方，疏通经络，鼓荡而去。

心胞的募穴就是前胸正中的膻中穴，具体位置在两个乳头的正中间。所谓募穴，就是募集的意思。《黄帝内经》中说："膻中者，臣使之官，喜乐出焉。"膻中旁边的肋骨和胸骨交叉的地方有神封穴、灵墟穴、神藏穴三个重要的穴位，如果不良情绪积累的邪气郁闭在胸中，势必会叨扰心神。

乳头上方还有一个穴位叫膺窗穴，人们常说的义愤填膺，就是说怒气往往会积聚在这里。很多女性在月经前出现乳房胀痛，也和郁怒积怨有关。

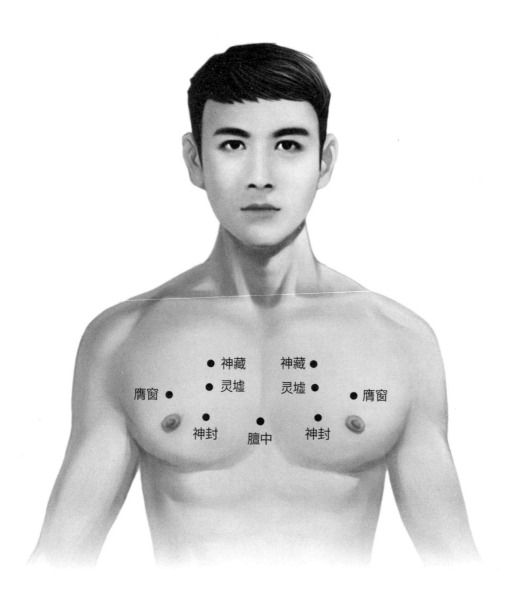

捶胸就是击打膻中穴、膺窗穴，让邪气散开。如果辅助长"嘘"短叹的呼吸疗法，加上捋刮手臂内侧的心胞经、心经，直到手心出汗，或者在肘弯处刮痧、放血，效果会更好。

练过武术的人都知道力由足起的道理。足跟是肾经、阴跷脉、阳跷脉的起点，足跟是发力、站稳的根基。顿足跺脚是本能的反应，用以激发力气。

可惜现代所谓文明生活，改变了人类很多本能的健康习惯。比如农村人习惯蹲着吃饭，即便是有凳子，也习惯蹲在上面，平时聊天也是蹲着。这些都已经被当作粗俗、"土老帽"了。城里人都是坐着吃饭、聊天、喝茶。都市中的女性更是用高跟鞋把自己的脚后跟高高地垫起来，以显得挺胸收腹，性感大方。可是，挺胸的结果是限制了乳房的发育，深凹的肩胛骨使人易受风寒，导致颈肩僵硬酸痛……种种问题产生的根本原因，就是后天的人为习惯违反了自然之道。

10
积精全神

　　精髓作为物质基础，在早期积累完成以后，就逐渐流失、消耗。尽管也有填充，但总体趋势是由负增长到纯减少，直到油尽灯枯。

精是有形的物质，是化生炁（qì，气）和神的基础。"夫精者，身之本也。"（《黄帝内经·素问·金匮真言论》）人是天地之间物质和能量交流而产生的，可以说，人即天地之精。

胎儿在母亲的体内生长发育，靠母体的血液滋养，完成身体早期的生长发育，也就是物质基础的积累，特别是大脑、脊髓的发育。这个阶段是化母血为儿精的过程，也是精的积蓄。《黄帝内经·灵枢·经脉》曰："人始生，先成精，精成而脑髓生；骨为干，脉为营，筋为刚，肉为墙；皮肤坚而毛发长。"与此同时，婴儿的神也在发育、分化、分工。《黄帝内经·灵枢·天年》曰："血气已和，荣卫已通，五脏已成，神气舍心，魂魄毕具，乃成为人。"

人在出生以后，呼吸空气，摄入母亲精血化生的乳汁，囟门未闭，头颅留有空间供脑髓继续发育增长。随着身体的增高，脊髓、骨髓也在不断地填充，这仍然是一个精不断积累的过程。虽然也有损耗，比如萌生乳牙等，但积累远远大于消耗。在这个阶段，魂魄虽然毕具，但比较脆弱，容易受到伤害，发生改变。比如小儿受到惊吓，出现夜啼、抽搐、昏睡等症状，老百姓称为"丢了魂"。

人出生以后，大脑的另外一个功能也开始发育，即意识和思想。与先天的本神不同，后天的意识和思想是可以人为塑造的，也是可以改变的。由于生长环境不同，接受的教育有差异，不同的人会形成不同的理念和价值观。

我在治疗抑郁症患者的过程中发现，很多病人的病根源于儿童时期受到父母的伤害和家庭教育失当。一些同性恋者的经历也证明，幼儿时期父母强迫孩子打扮成异性或总是让他们同异性玩耍，是诱发其同性恋的主要因素。人常说："三岁看大，七岁看老。"说的就是女孩七岁、男孩八岁之前的这个关键阶段。

精髓作为物质基础，在早期积累完成以后，就逐渐流失、消耗。尽管也有填充，但总体趋势是由负增长到纯减少，直到油尽灯枯。

精的用途有三种：首先是养神，包括人的智慧、感情、情感、记忆等，也就是我们今天广义的"精神"。

这就是所谓物质变精神的过程。道家和中医称之为炼精化炁，炼炁化神。精存于脑髓，高高在上，如雨露下降至丹田，蒸腾化炁，通过三焦输布到全身腠理，沿任督脉，上济于心脑养神。

如果精髓枯竭，无物可化；或丹田冰冷，无力无能转化精产生炁；或任督脉不通，炁无法上济于心脑，都会导致神失所养，轻则智力缺陷，中则黯然神伤，重则神明消灭，变为异物。

其次，精转化为液，濡养滋润全身。

精由三焦温煦气化，化骨髓为液，先润骨，骨头就有弹性——很多老年人由于精不足，骨头干而脆，稍微磕碰就会骨折；

再润筋，就是肌腱——很多人抽筋，或者肌腱摸上去"咯咯"作响，也是精血不足的表现；

再润脉，精不足则动脉硬化，毛细血管脆弱易出血；

再润肌肉，精不足则肌肉萎缩干瘪；

再润皮肤，精不足则皮肤干燥皲裂，皮下没有脂肪；

最终滋养毛发，精不足则毛发干枯焦黄，或者脱落。

人体的津和液有别。

津可以通过饮食补充，而液则必须由精化生——包括血液、唾液、精液、白带、泪液、汗液、胆汁、胰液、胃肠黏液等。白血病、再生障碍贫血的病人必须做骨髓移植，就是这个道理。

人之将死，汗出如油，也是精枯脱液的表现。大吐大泻的病人，损失的也是精和液。伤精之最莫过于遗精、带下、堕胎、失血。

再次，精最重要的功能众所周知，就是化生新精，繁衍后代。

知道养生之道的人，知道保精全形的人，有可能活得更健康、更长久。《黄帝内经·素问·上古天真论》中说：

（黄帝）乃问于天师曰：余闻上古之人，春秋皆度百岁，而动作不衰；今时之人，年半百而动作皆衰者，时世异耶？人将失之耶？

岐伯对曰：上古之人，其知道者，法于阴阳，和于术数，食饮有节，起居有常，不妄作劳，故能形与神俱，而尽终其天年，度百岁乃去。……

帝曰：夫道者，年皆百数，能有子乎？

岐伯曰：夫道者，能却老而全形，身年虽寿，能生子也。

精是有限的，是逐渐衰减的，所以节约精的办法，就是节欲、存液、养神。出家之人，断色欲，存精养神，用于开启智慧。养生的人，恬惔虚无，精神内守。反其道而行之的人就是"以酒为浆，以妄为常，醉以入房，以欲竭其精，以耗散其真。不知持满，不时御神，务快其心，逆于生乐，起居无节，故半百而衰也"。

那些喝着春药恣情纵欲的人、吸毒的人，得到了欲仙欲死的快感，耗伤的是供养一生的精。乐得其所，死得其所。

11

性命攸关

　　人的天性、本性是由命决定的，一辈子都不会改变。具体说就是"神"。

命者，口令也。"令"就是让人必须执行的规矩。王言唯作命——君王说的话就是法律和规矩。但君王发布诏书时的第一句话是"奉天承运"，假借天命，表明自己是在替天行道。这说明，比天子更厉害的是"天命"，老天爷决定好的，必须人人遵守，谁也别想违背。

现代科学研究 DNA 的碱基配对序列，试图通过基因来揭示人的命。中国古人则认识到除了父精母血以外，精子、卵子结合瞬间的天时、地势、人情，同样会对人的命产生影响。如果说现代科学试图见微知著的话，中医则是"见著测微"——探究人生发展变化的规律，测定命的轨迹。《黄帝内经》就是一部揭示命的密码的经书。

《黄帝内经·灵枢·天年》：

岐伯曰：以母为基，以父为楯。失神者死，得神者生也。黄帝曰：何者为神？岐伯曰：血气已和，荣卫已通，五脏已成，神气舍心，魂魄毕具，乃成为人。

该篇还揭示了人的寿命以及相应的身心变化。

岐伯曰：人生十岁，五脏始定，血气已通，其气在下，故好走。二十岁，血气始盛，肌肉方长，故好趋。三十岁，五脏大定，肌肉坚固，血脉盛满，故好步。四十岁，五脏六腑十二经脉，皆大盛以平定。膝理始疏，荣华颓落，发颇斑白，平盛不摇，故好坐。五十岁，肝气始衰，肝叶始薄，胆汁始减，目始不明。六十岁，心气始衰，苦忧悲，血气懈惰，故好卧。七十岁，脾气虚，皮肤枯。八十岁，肺气衰，魄离，故言善误。九十岁，肾气焦，四脏经脉空虚。百岁，五脏皆虚，神气皆去，形骸独居而终矣。

人们常说命运，但其实命是命，运是运。命是恒定不变的，运是起伏跌宕的。生为苍蝇，就不要幻想做蝴蝶，能改变的只是在厕所里飞，还是在厨房里飞。所谓医生治病不治命，说的就是医生只能暂时改变人的气血运行，无法更改既定的、注定的生命变化规律。病入膏肓的时候，扁鹊说："司命之所属，无奈何也。"

"性"（忄生）是"心"（心）"生"（生），也就是活着的心。相对于身体的存活，人的心理活动形成了人的性，包括情绪、情感、意识、思想、智能、记忆等。相对固定下来，就形成了人的性格、性情。

人的天性、本性是由命决定的，一辈子都不会改变。具体说，就是"神"。

《黄帝内经·灵枢·本神》中说："故生之来谓之精，两精相搏谓之神。"

也就是说，父母的精血结合赋予了孩子的神。神分阴阳、表里的话，就是魂和魄。

简单讲，魄属阴，主宰人体夜间的功能活动，藏于肺，主管浅表的身体的本能反应，比如知觉、欲望，寒热、温凉，饥渴、需要等，也就是人们常说的六欲。

魂为阳，藏于心，主宰人白天的情绪、情感、记忆、智能等高级精神活动，包括人常说的喜、怒、忧、思、悲、恐、惊七情，以及更深刻的感情，如爱恨情仇、贪嗔痴怨、迷恋，以及癫狂、瘾癖等。

人的习性是出生以后被教育培养出来的心理功能，主要包括人的意识、思想，以及由此形成的价值观、判断力、智力等。习性是可以塑造和改变的，是不能遗传的，与天性正好相反。

习性中包括人的共性，也就是在与人相处时由集体赋予的性格特征，比如礼义廉耻、忠孝仁爱、贞节悌恕等，往往要为团体利益牺牲个人利益，所以共性的培养往往是以牺牲个性、毁灭天性为代价的。

认识天命，了解本性，在此基础上去顺应天命、尽其天年。因此，顺应天性、愉悦心神就是养性延命的基本思想。

12

拘形为象

所谓"象"由心生，就是通过自身的修行，开启智慧，进一步提高人的抽象思维能力，达到能见微知著、由表及里、举一反三的目的。

禅宗有个著名的故事叫作佛头着粪，典故出自《景德传灯录·卷七·湖南如会禅师》。故事说崔相国前往湖南东寺，见鸟雀于佛像头顶上拉屎，便问如会："鸟雀还有佛性也无？"

如会答道："有。"

崔相国又问："既然有佛性，那么为什么向佛头上放粪？"

如会回答："是伊为什么不向鹞子头上放？"

崔相国犯的就是拘形为象的错误。石刻、泥塑、木雕的形，加上油漆、彩绘、贴金的像，在信佛、敬佛、礼佛的人眼里，会生成庄严、肃穆、敬畏的象；而在不信佛的人和鸟兽眼里，它就不过是泥胎木偶，不会产生任何敬畏的感觉。所以有人就会毁佛拆庙，鸟雀就会在佛头上拉屎，而鹞子能让鸟儿产生敬畏的感觉（象），所以鸟儿断然不会去在鹞子头上拉屎。

准确地说，形和像是客观存在，象则是主观感觉。"像"（像）与"象"（象）中间存在着一个"人"，正是由于人的不同，导致了像与象出现了差异。"像""象"不分的主要原因就是忽视和否定人的智力、慧根、知识、经验、素质、素养的不同。

《咬文嚼字》编辑部总结 2015 年国人常见的汉语语法错误，排在首位的就是"像象不分"。表面上看，这只是认字、识字、用字技术层面的问题，实际上是哲学素养逐渐下降、缺失的结果。

红色、绿色是像，而在正常人和色盲的人心中成像是不同的，色盲的人看不出分别，都是灰色的。面对同样的半杯水，乐观的人看到还有水，悲观的人感叹少了水。面对同样的秋天，大多数文人骚客都感觉悲凉。柳永有词："渐霜风凄紧，关河冷落，残照当楼。是处红衰翠减，苒苒物华休。"唯独刘禹锡的《秋词二首》唱出了新意："自古逢秋悲寂寥，我言秋日胜春朝。晴空一鹤排云上，便引诗情到碧霄。"而毛泽东则看出了秋天比春天还红火热闹的气势："看万山红遍，层林尽染。""万类霜天竞自由。"原因就在于人的气质、心境不同。

形与像是相对静止的、凝固的，局部反映了客观真相。只有人的抽象思维能力能透过现象看本质，通过静止想象其运动变化规律，通过局部把握全域，才能使心中的象更接近自然真相。但很多人把看到的形和像等同于真相，就会犯孤立、片面，以及静止看待、解决问题的错误。

拘形为象，以像为象的例子很多。西医诊断用的 X 光片、CT 片、血象统计、病理切片都是客观的像，但这并不能等同于病人的真相。同样的片子，不同的大夫观读以后，可能会得出不同的诊断结论。同样的片子，同一个大夫，十年前的解读和十年后的解读也可能是不一样的。感观的延伸代替不了人的思辨，提高医生的素质，才能更接近真相，提高诊疗水准。

对尸体的解剖，看到的只是静止不动局部的形；影像学诊断，看到的只是局部静止的像，以此为象去诊治病人，就会犯"头疼医头，脚疼医脚"的错误。中医能全面动态地观察问题，所以有"见肝之病，知肝传脾，当先实脾"的先见之明，有"治风先治血，血行风自灭"的治疗原则。

所谓"象"由心生，就是通过自身的修行，开启智慧，进一步提高人的抽象思维能力，达到能见微知著、由表及里、举一反三的目的。这种认识客观世界的方法，可以称为中华民族的"象学"，比如天象、气象、星象学，中医的脉象、舌象、藏象学。

2015 年年底，中央电视台《新闻会客厅》报道了一位传奇的破案高手董艳珍。她自小继承祖传的足迹追踪技术，十六岁开始协警破案，直接或间接地破获各类大小刑事案件千余起，被誉为"民间女神探"。她能够根据人的脚印（像），判断出人的身高、体重、步态，并在来往的人群中找出嫌疑人。

最有意思的是在一次指认犯罪嫌疑人的时候，她明确告诉对方："你的左脚小脚趾少一节骨。"警察当时真要扒掉犯罪嫌疑人的鞋时，犯罪嫌疑人说："你可别扒了，是我干的。"说完了，坐地大哭，还对董艳珍说："从来没人知道我有残疾。你等着，到时候我要说不上媳妇，你看我咋找你算账。"

普通人包括很多警察，看到脚印这个像，是不会找到真相，抓住犯罪嫌疑人的。所以，提高破案率的方法，一是利用高科技手段，满世界安装摄像头，全天监控，掌握更真切的像；另外的方法就是提高人的素质，教警察学会董艳珍的跟踪技术——面对简单的像，心生复杂的、具体的象。

很多人讥讽中医诊断技术落后，几千年来还靠三个指头号脉。他们忘了运用最简单技术达成目的的，往往是高素质的人。很多人立志振兴中医，致力于运用高科技手段去制造脉象仪，想把中医量化、客观化、标准化，其实他们用错了字，"脉像"不是"脉象"，离开了人的判断思考，再形象具体的仪器图像也无法反映人的气血、阴阳、虚实、寒热的变化。这样发展中医，无异于南辕北辙。

学习和研究中医的人经常会把中医的藏象学等同于西医的解剖学，把中医六脏六腑的象学概念理解成解剖学的脏器。有人还借此讥笑、诬蔑中医不科学。粗鄙不知精微，浅薄不知深厚，拘形为象者很难理解"象"由心生。不提高人的素质，别说发展中医，继承中医都是件很困难的事情；别说继承中医，学习和交流都成问题。

临床上抑郁症患者，其家境条件往往是富足优裕的，而患者本人却总是高兴不起来，甚至自觉生不如死，自寻短见。治疗这样的患者，改变外部条件是无济于事的，唯一的途径就是运用中医理论，调理患者的心气、心血、心神，开散郁结，通畅气血，宁心安神。只有如此，患者才会产生不假于外物的幸福、满足和愉悦的感觉。

13

盲人摸象

明眼人都知道，每个盲人发现的都是真相，但只是部分真相。他们可以自以为是，但如果能以谦卑的态度，尊重、学习别人的发现，就能更接近全部真相。

马里兰州是美国较早立法承认针灸的州之一，法律详细规定了针灸师的教育、考试、工作细则。明文限制针灸师进行西医检查、开处方和治疗，不得自称"doctor"（医生），除非获得西医医学博士学位。与此同时，也规定西医医师必须完成三百小时的中医学习，才能从事针灸治疗。

让这些经济、社会地位都很高的医学博士们放下身段来学中医，确实不是一件容易的事。我在教学的时候，想到了古印度寓言《盲人摸象》。通常开班授课的第一讲是中医哲学思想，我总是把这个故事放在前面讲，目的在于消除外国学生的成见，纠正或端正他们的学习态度。

我们中学的英语有这篇课文，老师要求背诵，当时我还偷懒不情愿，最终背会了。现在给外国学生讲课，张口就来，方觉受益无穷。

这个故事说的是，几个盲人第一次遇见一头大象。

第一个盲人将手放在象肚上："多么光滑啊，象就像一堵墙！"

第二个盲人将手放在象鼻上："圆圆的，象像一条蛇！"

第三个盲人伸出手摸到象牙："尖尖的，象像矛！"

第四个盲人伸手摸到象腿："好高啊，象像一棵树！"

第五个盲人伸手摸到象的耳朵："好宽！象像一把扇子！"

第六个盲人摸到象的尾巴："好细，象像一根绳子！"

然后就是争论不休。每个盲人都认为他的观念是正确的，别人都是错误的。

明眼人都知道，每个盲人发现的都是真相，但只是部分真相。他们可以自以为是，但如果能以谦卑的态度，尊重、学习别人的发现，就能更接近全部真相。

世界各个国家或地区都诞生了独特的传统医学。现代医学传承了古希腊医学的传统，紧密结合现代科学技术，成为现代社会的医学主流。中医学继承了中华文明道家的理论和实践，为中华民族的繁衍昌盛做出了巨大贡献，并且波及影响到朝鲜、韩国、日本和越南等国，促进了当地医学事业的发展。

现在，美国不再把中医称为中国医学，而称为东方医学。古印度医学阿育吠陀（Ayurveda）继承印度教和佛教精神和理论，派生出藏医、蒙医等传统医学。诞生于现代德国的顺势疗法（homeopathy）、中国的全息生物医学也是人类探索未知智慧的结晶。

如果把大象换成病人，那么无论西医、中医，抑或其他医学，都是摸象的盲人，都因其观察问题的角度、思考问题的方法不同，而发现了部分真相。每个医学的继承和实践者，都可以自以为是，坚持自己的理论和实践，但也应该承认自己的局限和无知、无能，虚心学习和借鉴其他医学的理论和经验。最不应该的就是以为自己是真理的唯一发现者，因自己不理解而去攻击、诋毁其他医学的发现。

在欧美，有很多医生是印度人、巴基斯坦人，他们很认同我讲的故事，逐渐从心理、态度的抵触，转到具体问题上的讨论，于是我就继续论述中西医不同的理论和实践。

中医讲究道法自然，认为人有与生俱来的自愈能力，医生的职责就是行王道，帮助病人恢复自愈能力，间接治愈疾病。西医行霸道，往往置病人的自愈能力于不顾，强行强势介入，往往是做好事的同时也干坏事，甚至造成医源性伤害。

14

失魂落魄

　　失魂落魄并非完全丧失意识，也不是昏迷。人还是清醒的，但举止失常，近乎疯癫魔怔，精神不大对头，丧失了内心深处的某种东西——说得科学点就是潜意识。

"失魂落魄"就是失落了魂魄，简称失神，俗称丢魂儿、落了魄。在北京土话里，"魄"字音"派"，三声。

失魂落魄并非完全丧失意识，也不是昏迷。人还是清醒的，但举止失常，近乎疯癫魔怔，精神不大对头，丧失了内心深处的某种东西——说得科学点就是潜意识。

举个典型的例子，《红楼梦》里的贾宝玉，出生时口中衔了一块通灵宝玉。这是他的命根子，一旦玉摔了或丢了，他就会出现疯魔状态，失魂落魄，迷失本性，"失去幽灵真境界，幻来亲就臭皮囊"。

要解释魂魄，得先说神。《黄帝内经·灵枢·本神》里说："天之在我者，德也；地之在我者，气也；德流气薄而生者也。故生之来谓之精，两精相搏谓之神，随神往来者谓之魂，并精而出入者谓之魄。"

也就是说，精子和卵子结合的一瞬间，新生命的"神"就诞生了。把神细分的话，可分为魂和魄。魂伴随着无形的神气运动，魄则伴随着有形的精出入，一阴一阳，一高一低。

魂控制无形的能量、信息、思想、意识、情绪、情感、智慧；魄控制有形的身体，影响人的知觉、饥渴、需要、冷暖、排泄等诸多本能。可以粗浅地理解为魂是脑和心的功能，魄是脊髓功能。

我上大学时，在生理课上用青蛙做活体实验，现在想起来有些残忍：先用钢针从椎孔捅进青蛙的脑袋，破坏了大脑，青蛙就死了，再把浸泡着浓硫酸的小纸片放到青蛙的肚子上，此时已死的青蛙还会蹬动双腿，往下拨拉烧灼自己的小纸片。这就是典型的魂去魄在。

想了解魂的功能，就要观察人的精神、情绪、情感、智慧以及梦境。中医和道家一脉相承，认为活人都有天生的三魂七魄，属于先天的元神，与后天的意识、认知完全不同。

三魂包括胎光、爽灵、幽精，中医的精气神学说即立论于此，在中国历史文化中留下了深深的烙印。葛洪在《抱朴子》中说："人无贤愚，皆知己身之有魂魄，魂魄分去则人病，尽去则人死。"

前面已提到，《黄帝内经·灵枢·本神》里说："故生之来谓之精，两精相搏谓之神。随神往来者谓之魂，并精而出入者谓之魄。"三魂中最重要的是胎光。胎光是生命之光，故称神明，是人最宝贵的。

所谓黯然神伤者，就是胎光晦暗，这样的人会抑郁，满眼灰色，了无生趣，甚至求死。若失胎光，就是丢魂，所谓行尸走肉——虽然身体仍然在活动，也有思想意识，但在道家和中医眼里，已经是死人一个。

胎光也是人生命力和自愈能力的源泉，医家判断可治不可治的标准也是看有神无神。胎光泯灭，就是司命之所属，扁鹊、华佗也无能为力了。

幽灵不是鬼魂，而是代指两个概念——爽灵和幽精。爽灵是人快速灵动的反应，也就是人们常说的聪明、智慧。灵能沟通天地，谓之灵应、灵验。

"灵"的繁体字写作"靈"（靊），指巫觋念动咒语，祈求下雨。

人们常说的灵魂，本义就是单指三魂之中的爽灵。小孩子聪明伶俐，也就是天生爽灵出色。另外，腧穴中有灵台穴、灵道穴、青灵穴三穴，是提高智力的要穴。

幽精相对低调、冷静，是控制人体性腺、性器官、性取向、性高潮的关键。女子十四岁来月经，男子十六岁出现遗精，就是幽精在发号施令。情爱也出自幽精，是精神享受。男子看见漂亮的异性，瞳孔放大，这是魄的反应。

还有，只有同所爱的人做爱，才会有愉悦的享受，才是触动幽精。

支持胎光、爽灵、幽精的是炁，炁由精化，由丹田沿任督

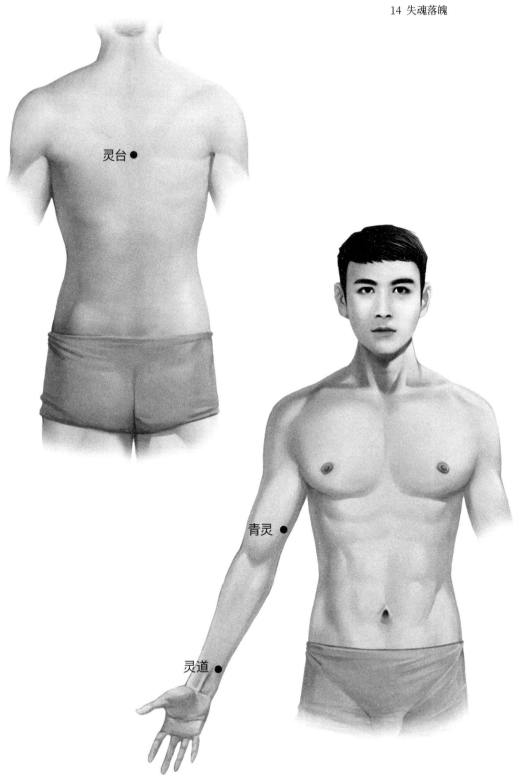

灵台 ●

青灵 ●

灵道 ●

脉上济于心脑。元精、元气不足是神明泯灭的根本原因。

三魂夜晚藏于肝，本当静养休息，但如果有各种原因搅扰神魂，就会或魂不附体，难以入睡、早醒；或魂魄飞扬，多梦、浅睡。

有人整宿无眠，睁着眼睛到天亮，时间长了就痛不欲生。其实就是神魂阴阳不得交替，有动无静。

《黄帝内经·灵枢·本神》曰："肝悲哀动中则伤魂，魂伤则狂妄不精，不精则不正，当人阴缩而挛筋，两胁骨不举，毛悴色夭，死于秋。"

养魂之法全在养心，就像《黄帝内经·素问·上古天真论》所说："恬惔虚无，真气从之，精神内守，病安从来。"护心之法在于培养坚强的意志，端正生命为贵的价值观，还要增强心胞的功能，使心安而不惧。

失魂者，古有招魂之说，医者则使用艾灸神阙穴、针刺神门穴及水沟穴（人中）等办法快速回神。

想了解魄的功能，观察一下人睡觉就可以了。伤魄或落魄的人，会出现打鼾、憋气，甚至呼吸、心搏骤停等问题。

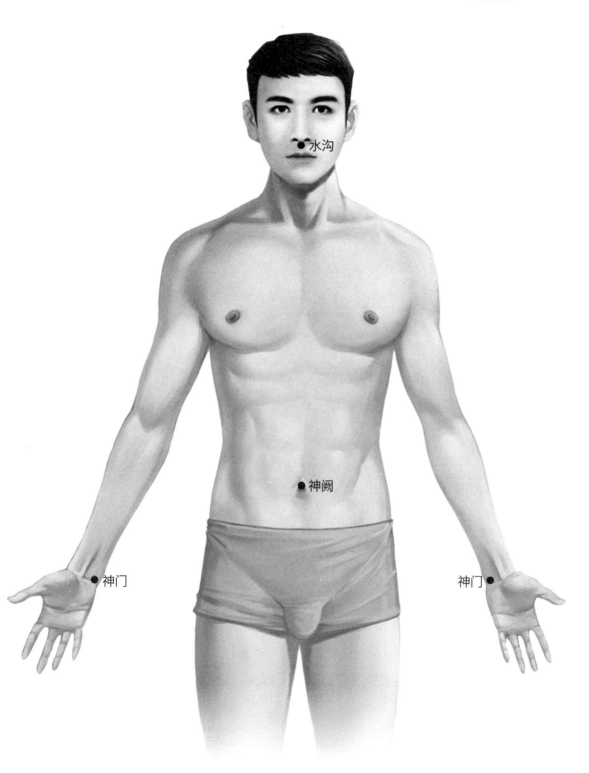

水沟

神阙

神门

神门

人睡觉的时候，肠胃依然在进行消化，因此晚上吃饱了，第二天早上会觉得饥饿，反之则会出现食积不化、嗳腐吞酸、口臭咽干等症状。此时小肠在泌别清浊，膀胱在贮存尿液，反之就会出现遗尿，需要起夜。另外，性功能也在夜间恢复生机，头天性交疲软，第二天凌晨阴茎自然勃起，反之则出现滑精（无梦而遗精）。再有，沉睡之中，人知冷热，热蹬被子，冷加覆盖，那是魄在工作；不知冷暖，放任身体感受寒凉邪风，那是魄离职守。睡梦之中人会惊觉，随时觉醒，也是魄的功劳；睡死过去、梦魇不醒或者警惕过度、睡眠浅显，都是魄的问题。

道家讲的七魄，大约就是分别表述以上功能。七魄的具体名称是尸狗、伏矢、雀阴、吞贼、非毒、除秽、臭肺。

伤魄之最，莫过于纵欲无度。《黄帝内经·灵枢·本神》曰："喜乐无极则伤魄。"

养魄之道全在调息，魄藏肺中，有意识地掌握呼吸方法，调节呼吸的节奏，有利于安抚、将养魄。

肛门又称魄门，有意识地做提肛动作也是存魄的好方法。药物之中，人参、茯神、琥珀、龙骨、龙齿、龙眼肉、朱砂、女贞子、磁石、生铁落等，都有安精神、定魂魄或养魂魄的作用。

15
尸位素餐

　　容易受暗示，被催眠、洗脑的人，最可能发展
成多重人格。失神放空自己在先，被灌输邪念在后。
从中医的角度来看，失去本我也就是失神，是附体
的前提。

"尸"字在古代有两种写法——"尸"（⺆）和"屍"（⿸⼫死），意思也完全不同。

"尸"指活人扮演偶像，在祭祀的时候被摆到神位，端坐不动，供人朝拜；"屍"则专指人死后留下的遗体。后来"屍"被简化成了"尸"，结果就是活人、死人不分。

成语"尸位素餐"出自东汉班固的《汉书·朱云传》："今朝廷大臣，上不能匡主，下亡以益民，皆尸位素餐。"

"尸位"并不是说死人占着活人的位置，而是说活人占着茅坑不拉屎。

《书经》有云："太康尸位。"汉代王充的《论衡·量知》解释道："无道艺之业，不晓政治，默坐朝廷，不能言事，故曰尸位。"

"尸位"就源于此，用来比喻有职位而没有做工作的人，正如祭礼中的"尸"，只坐在位子上，不必做任何动作，指空占职位或不尽职守。

《诗经》有句"彼君子兮，不素餐兮"，"素餐"就是白吃饭，后来也用以自谦，表示没有取得什么成就。

后人不了解"尸"的本义，结果用"屍体"附会，衍生了很多离奇古怪的故事。比如八仙中的铁拐李，相传他原名李玄，曾遇太上老君，因此得道。他修行到了真人境界，游行于天地之间，视听于八达之外。也就是说，他的魂魄可以离开躯体，飘飘然游玩于三山五岳之间。

每次他出神之前，都嘱咐徒弟看护好他的躯体。某次，他的魂魄四处游山玩水，流连忘返。徒弟等得久了，见师父的躯体总是僵硬地躺在那里，误以为他已经死去，将其火化。待李玄神游归来，发现自己的躯体不见了，魂魄无所依附。恰好附近路旁有一饿死的乞丐，刚刚断气不久，尸体还算新鲜，李玄慌忙之中便将魂魄附在了这具尸体之上。借尸还魂后的李玄面目全非，蓬头垢面，袒腹露胸，还跛了一足。为了支撑身体行走，李玄对乞丐用的竹杖吹了一口仙气，竹杖立即变为铁拐。借尸还魂的李玄因此被称为"铁拐李"，原来的名字反而被人们忘却了。

铁拐李借尸还魂的故事还见于元代岳伯川所写杂剧《吕洞宾度铁拐李岳》里，后来《东游记》里也有记载，只是情节不尽相同。借尸还魂这一带有迷信色彩的民间传说，后来被人们喻指某些已经死亡的东西，又借某种形式得以复活的现象；有时也用来指代旧事物、旧力量借助新事物、新形式求得发展的现象。

"尸"的真正含义是活人的一种修行状态，类似入定。

古代神权高于君权，巫觋具备沟通天地鬼神的本领，首要的功能，就是入定，放空自己，然后进入一种状态，可以降神附体，代言其事——这是借尸还魂的本义。

后来巫觋日渐消亡，演变为方士、方生，也就是后来的道士、医生。而在乡村或某些民族的传统中，还保留着一些巫觋遗风，比如萨满的降神和民间的顶仙儿、跳大神。

演艺人士也保留了巫觋遗风。好演员入戏，其实就是放空自己、进入角色的过程，再加上面具、脸谱、音乐场景的配合使用，营造了一种气场和氛围，能带动全场观众放弃后天意识，进入情境中，神游物外，同悲同泣，同喜同忧。

好演员的演出，无异于一场精神疗愈。不过，入戏太深或出戏太迟，往往会对演员自身造成很大的精神伤害。很多优秀的喜剧演员最终罹患抑郁症，甚至自残、自杀，就是源于失神和附体。

一说附体，可能就会被人说成封建迷信，如果换个说法——多重人格综合征，马上就显得很高大上、很科学、很正义了。

多重人格是心理疾病的一种，即一个人拥有多种人格（若只有两种人格，则称为"双重人格"），就有如"在一个身体里住着好几个灵魂"。

早期国际疾病分类将其称为多重人格障碍，目前的国际疾病分类以及美国疾病分类将此病归为解离性身份障碍。

简单地说，容易受暗示，被催眠、洗脑的人，最可能发展成多重人格。失神放空自己在先，被灌输邪念在后。从中医的角度来看，失去本我也就是失神，是附体的前提。

在治疗多重人格患者时，医生可以根据患者的病情程度，确立究竟是先祛邪再扶正，还是先扶正再祛邪的思路。无论是针刺、艾灸，还是药物治疗，中医都有着独到的优势。

16

人无远虑，必有近忧

中医治疗焦虑，定位在心神；治疗焦忧，定位在脾胃。二者诊断都是虚火，病因为妄想。诊断之后，通过针刺、艾灸、服药、按摩等手段，可以很快解除患者的生理症状，进而有助于进一步改善心理状态。

"焦虑"成了现代人的通病，也成了流行语，但很多人并不知道焦虑的确切含义。他们说焦虑的时候，其实更多的是想表达"焦"，即焦灼、焦躁、急切、紧迫、逼仄的状态。至于是焦虑，还是焦忧，则没有那么明确。

人无远虑，必有近忧，"忧"和"虑"经常混用，搞得人一头雾水。

"虑"的繁体字是"慮"（𢝊）。《黄帝内经》认为，"因思而远慕谓之虑"。意思是，它是将来时，还没有发生，同时又牵动了人的情感，让人羡慕、企盼，挑动了欲望和情绪。

相声《扔靴子》说的是一位老人等待楼上的房客扔下第二只靴子而不得，以至于一夜没睡。老人的这种状态就是焦虑。

焦虑的产生源于思维定式，也就是说老人过去的经验使他形成了下意识的条件反射：听到房客扔下第一只靴子以后，心里就开始期待第二只靴子落下。这就是因思而远慕，慕而不得，期待越来越久远，就形成了焦虑。

不必笑话这个老人，其实每个人都多多少少有类似的焦虑。过年时放二踢脚，听到"咚"的第一声以后，你是不是期待着第二声炮响？是不是听到以后心里很踏实，没有听到则有空落落的焦躁感？

为了避免焦虑的产生，我们应该检讨一下自己的思维定式和情绪习惯，特别是在儿童期形成的条件反射，避免非此即彼的极端思维。

人应该多经历磨炼，经多见广了，就知道一种原因会有多种结果，也就不会钻牛角尖。比如说有志者事竟成、功夫不负有心人、善有善报等说法不一定对，因为有时需要时间——所谓时候不到，有时则需要其他条件的配合。

所谓焦忧，就是焦心于将来可能发生的事情。《水浒传》里有一首诗："赤日炎炎似火烧，野田禾稻半枯焦。农夫心内如汤煮，公子王孙把扇摇。"天下大旱，农夫担心颗粒无收，这是焦忧；同时又心存侥幸，盼望着能来一场透雨以缓解旱情，这种期待就是焦虑。

焦忧的心态是早期心理情绪创伤形成的条件反射及其放大，形成绝对的、有因必有果的情绪习惯。患者根本不考虑条件变化对结果的影响，看到小苗头就预想恶劣结果的发生，然后陷入惊恐痛苦之中。最著名的例子就是杞人忧天。

这种焦忧，一开始让人心急如焚，持续久了或反复多次，虚火耗尽，人就会悲观抑郁，出现负面的情绪和情感，病得更深。

中医治疗，首先应当分清是忧还是虑。焦忧的患者往往对目前及未来的生活缺乏信心和乐趣，对周围环境不能清晰地感知，思维变得简单和模糊，整天专注于自己的健康状态，担心疾病再度发作。一般这些人脾胃功能较差，消化吸收功能不良，营养不足，精气不能支撑思想、情感和精神。

焦虑的患者，心火独炽，欲火焚身，有追求，有理想，言行焦躁，情绪激动，失去平衡，经常无故发怒、与家人争吵，对什么事情都看不惯、不满意。

医生首先要查清患者是否有明确的目标——那个失眠的老人至少还知道自己在等靴子，临床上很多患者由于长期情欲不遂的积累，反而不知道自己为何而焦虑。这就需要医生剥茧抽丝般帮助患者厘清思路、梳理情绪。如果患者达成一个目的后又陷入下一个焦虑，那就不是诱因的问题，需要解决内部的问题。

根据中医的身心相关理论，无论是焦忧还是焦虑，都要先解决"焦"的状态，要关注患者的症状：心悸、心慌、胸闷、气短、心前区不适或疼痛、心跳和呼吸次数加快、全身疲乏、失眠、早醒、梦魇等睡眠障碍，以及消化功能紊乱症状等。

大多数焦虑症患者还有手抖、手指震颤或麻木感、阵发性潮红或冷感、月经不调、停经、性欲减退、尿意频急、头昏、眩晕、恐惧、晕厥发作等症状。

物质决定意识，生理决定心理。中医治疗焦虑，定位在心神；治疗焦忧，定位在脾胃。二者诊断都是虚火，病因为妄想。诊断之后，通过针刺、艾灸、服药、按摩等手段，可以很快解除患者的症状，进而有助于进一步改善心理状态。焦忧或焦虑的患者，在解除了症状以后，其心理问题往往迎刃而解，不需要咨询劝说，不治而愈。

17

忧心忡忡

　　预防忡的发生，以护心为首要。首先避免情绪的剧烈变化，喜、怒、忧、思、悲、恐、惊中，惊最易导致怔，忧易致忡。其次避免感情、情感的伤害，爱恨情仇、贪嗔痴怨都容易导致心神不安定，甚至散乱。

有人把好老婆比作空气，属于日常必需，但你感觉不到。同样，每个人的心都在跳，但健康人平时感觉不到心跳。等你感觉到心跳的时候，那可能就是心脏有问题了。

每个人的心跳都有一定的速度和节奏。速度就是心跳的快慢，简称"心率"。节奏就是心律，你跑一样的距离，可以小碎步紧捯饬，也可以大跨步跳跃；可以匀速跑，也可以变速跑，这就是心律的差异。

心跳加速、心律不齐会使人感觉到心悸，这就是怔忡——突然启动加速或不规则地跳动。有的人偶尔能感觉到，到了出现恐惧、濒死感的时候，到医院做心电图却检查不出异常。有的人只好上跑步机，诱发检测结果；有的人则有明显的影像学检查的改变，被诊断为期前收缩（早搏）、心房颤动（房颤）、心肌缺血或心肌梗死。

"忡"，音同"冲"，含义也相近，指突然启动、加快。"未见君子，忧心忡忡"（《诗经·召南·草虫》）描写相思的人急切、冲动的心情，类似的词还有忧心如焚等。

其他情绪、情感变化也会影响心率和心律，比如元代张可久《小桃红·春思》中："恨忡忡，一春愁压眉山重。"更不必说焦虑、烦躁导致的心跳突然加速了。

20世纪90年代曾流行"玩儿的就是心跳"，其实就是倡导一种突破平庸、追求刺激的生活方式。自觉生活乏味、无趣、平庸，内在原因是精气神的消耗过度。疗愈方式是休养生息，蓄积精气，慢慢恢复到对平常事物有好奇心，有新鲜感。

追求心动的感觉，是很多人的梦想。心头撞鹿、一见钟情就是触动了心神，悲喜交加、爱恨交织，让人欲罢不能。《红楼梦》第七十九回，宝玉把诗改成"茜纱窗下，我本无缘；黄土垄中，卿何薄命"，"黛玉听了，忡然变色（'忡然'指突然心跳加速，气血上涌，以至于脸色大变），心中虽有无限的狐疑乱拟，外面却不肯露出"。本来黛玉就是个敏感多疑的主儿，加上这番话语的刺激，心情、心神不被触动才怪。

心神安定，心跳有规律，是健康长寿的保证。俗话说："事不关心，关心则乱。"生活中不能没有激情，但应该是一次性、一瞬间的事情，勿求险绝，复归平静，才是正常的生活。

在临床上，还有生理原因导致的心慌、心悸和心律不齐。这时候"忧心忡忡"变成了"忡忡忧心"：患者没有心理、情绪、感情因素的袭扰，但出现了心慌、心悸的症状。因为有了这些症状，患者开始焦虑、焦忧，进而陷入恶性循环，加重心悸症状。

常见的有因为扁桃体感染，患者嗓子红肿、热痛，出现发烧、心动过速和心律不齐等症状，少数患者同时会出现胸痛、胸闷的症状，这是典型的毒火攻心。西医大多诊断为心肌炎、心包炎。扁桃体已经成脓的，应该切开引流，不然不能退烧；只有红肿没有成脓的，应该服用清热解毒药，同时配合消食、化积的药物。很多人是吃得过多或吃的热性食材过多，导致嗓子红肿（一般来说，小孩子吃鸡肉容易导致嗓子红肿）。

《伤寒论》有句名言："胃不和，烦而悸。"临床上常见因吃得过饱、进食过快，或者饮水过多、过快而诱发心悸，再就是进食油腻、饮酒而诱发心悸。现代医学将之命名为"胆心综合征"和"胃心综合征"，这是因为发现了其内在神经、体液传导规律。而中医通过经络理论，对此早有研判和解决方案。

预防怔忡的发生，以护心为首要。首先避免情绪的剧烈变化，喜、怒、忧、思、悲、恐、惊中，惊最易导致怔，忧易致忡。其次避免感情、情感的伤害，爱恨情仇、贪嗔痴怨都容易导致心神不安定，甚至散乱。

怔忡的反义词是安定、宁静，心如止水，波澜不起。古人形容人镇定自若，"泰山崩于后，麋鹿戏于前"，皆不为所动。这种定力，需要身心的培养和训练。

对已经出现忡的患者，在调理其情志的同时，必须用针药养护、安定心神。人参能安精神，定魂魄，止惊悸；茯神利水，解除心脏负担，治疗心悸，使心神得伏藏；琥珀安魂、定魄；
炙甘草汤能治疗"心动悸，脉结代"；而以艾灸关元穴、神阙穴
回神，针刺神门穴、曲泽穴调节心律，也不失为有效的方法。

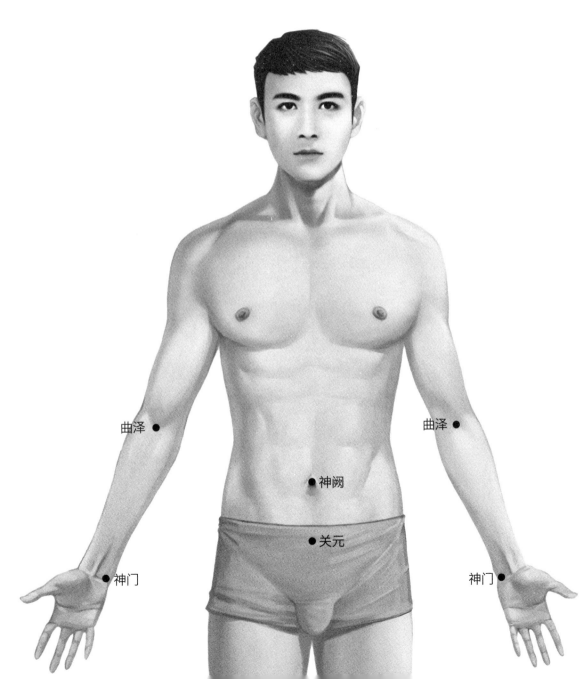

18

病入膏肓

中医判断人的生死则根据"神"，得神者昌，失神者亡。神是人自愈、复原的功能的总称，不仅指肉身和意识，还有更高级的心理活动。

《赵氏孤儿》的故事大家都很熟悉，讲的是春秋时期晋国君主与大臣争权，晋侯获胜，将赵家灭门，取得了公室对卿族的第一次胜利。但后来发生的故事更有意思，如果写成剧本，也将跌宕起伏、引人入胜，成语"病入膏肓"也出自这里。

话说晋景公将赵氏灭门以后，可能是杀戮过重，内心有愧，他经常做噩梦，寝食不安。某夜，他梦见赵家祖宗化身大鬼，披散的长发拖到地上，控诉道：你杀了我的子孙后代，这是不义！我已经请求上苍，得到允许，可以报仇了！

起床后，景公召见桑田巫解梦，巫人占卜后描述的和景公所梦见的一样。景公问他以后会如何，桑田巫铁嘴直断：君王，您吃不上今年的新麦了。

晋景公将信将疑，苦于心病加重，派人到秦国去请医生（秦晋两国自秦穆公以后不断修好、联姻，彼此信任也非同一般），秦桓公派医缓（古代氏重名轻，氏代表出身、官职、职业，后来逐渐演变，有人以氏为姓，"医缓"就是名叫"缓"的医生）给晋景公治病。

医缓还没到，景公又做了一个梦，梦见身体内的疾病变成了两个小孩，他们在对话。其中一个说：听说秦国的医缓要来，他医术高明，恐怕会伤害我们，得找个地方躲躲。另外一个回答：没事儿，我们躲在肓的上边、膏的下边，他又能拿我们怎么办？

等医缓来了，一番望闻问切后，他对景公说：您的病不能治了，因为它在肓的上边、膏的下边，艾灸够不着，针刺达不到，药力也到不了。

景公说：您真是高明的医生啊！

尽管医缓没给景公治病，但明确了诊断，景公还是赏赐给医缓丰厚的礼物，让他回国。

就这样熬到了六月，三晋大地小麦成熟，遍地金黄。丙午这天，晋景公想起桑田巫的话，愤愤不平："你不是说我吃不到今年的新麦吗，我就吃给你看。"于是景公派甸人献上新麦，由庖人烹调。然后派人将桑田巫押上来，将煮好的新麦给他看，最后杀了他，一泄心头之恨。

杀了桑田巫之后，景公正要吃新麦，却感觉肚子发胀，赶紧上厕所，结果跌入厕所而死。史书记载是"陷而卒"，意思是掉到粪坑里死了。但人家是一国之君，厕所不可能那么鄙陋，按我的理解，应该是中气下陷，气脱而死。诱因可能是暴泻或低血压、低血糖。

同样是准确还原了梦境，同样是预测景公活不了几天，桑田巫落了这么个下场，医缓却被厚礼送回，其中体现的患者心理令人难以揣摩。难道因为医缓是外国人，抑或桑田巫说得太精确？而桑田巫精确预测了晋侯的死期，难道没有预测到自己会被处死？预测到为什么还要说，职业道德使然？

言归正传，我们来说说"膏肓"。膏肓源于饮食，依赖三焦元气所化，成液入骨髓，没有渗入骨内的固体分成两种：包裹、覆盖脏器的白色物体叫作"膏"，皮下黄色的物体叫作"肓"。我们习惯把公螃蟹白色的精脂叫作"蟹膏"，把母螃蟹的卵黄叫作"蟹黄"，是一样的道理。具体来讲，肓算是半成品，质地柔软，位于皮下，相对较浅；膏的质地相对坚硬，包裹脏器，位置较深。

膏肓在这里特指包裹、保护心脏的脂膜，也就是心胞。膀胱经的第43个穴位叫膏肓，位于背部第四胸椎棘突下旁开3寸，和心胞的背俞穴——厥阴俞紧邻。

心胞是心的宫城，心为君主之官，不受邪，由心胞代受，《黄帝内经·灵枢·邪客》曰："诸邪之在于心者，皆在于心之包络。"所以，病入膏肓就是指病邪侵入人体最后一道防线，艾灸火攻、针刺、服药都达不到，也就是无可救药了。

现代医学判断人生死的标准，最早是根据呼吸、心跳，后来才有"脑死亡"概念，现在又有了器官捐献和移植，全活还是部分活，判断生死，更涉及人情和伦理。

中医判断人的生死则根据"神"，得神者昌，失神者亡。神

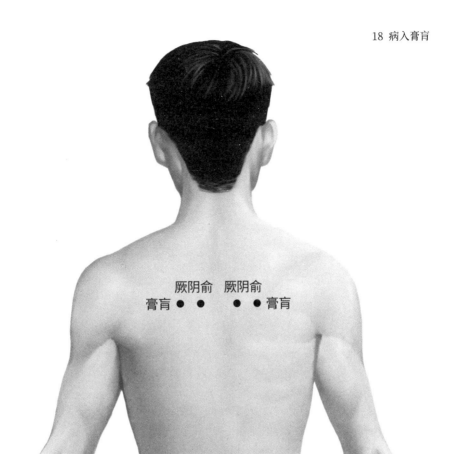

是人自愈、复原的功能的总称，不仅指肉身和意识，还有更高
级的心理活动。

对病入膏肓的人，介入医疗不仅无效而且有害——行尸走
肉，或者戴着呼吸机、插满管子的肉身，是死是活，孰是孰非，
留待日后讨论吧。

值得我们学习的，是医生的直言和晋侯的风度。

19

运斤成风

治愈疾病，不仅要靠医生高超的技术，更需要患者的配合。离开了患者的代偿、修复、自愈能力，医生什么都不是。

"运斤成风"的意思是把斧子挥舞起来，像风一样快速，且不失精确。其典故出自《庄子·杂篇·徐无鬼》。

故事是这样的：郢（yǐng）人的鼻尖沾上了薄如苍蝇翅膀的白粉，姓石的匠人不慌不忙地挥动斧头，白粉被削掉，郢人的鼻尖丝毫没有受损，面不改色。宋元公得知后，想亲眼看一看石匠人的表演，石匠人回答："我以前是干过此事，但我的搭档（指郢人）去世很久了，自他死后，我再也没找到合适的人配合，所以也没法表演了。"

这个成语后来用于比喻匠人手法纯熟，技艺精湛。可惜后人的理解离庄子的本意相去甚远。人们认为匠人在狡辩——郢人去世了，找别人替代不就完了吗？或者立个木头，在突出的地方涂点白粉，你有本事不也能一样砍吗？

庄子的本意是，这么精确、完美的成果是两个人合作完成的。后人则误解为只要匠人技术高超，根本不用考虑别人的配合，或者对方啥也不用干就能成事。这源于一种愚蠢的自大：只要我能，只要我愿意，就没有干不成的事。

这个成语应该在中医学院第一堂课上讲，因为它反映了中西医医学伦理的差别。治愈疾病，不仅要靠医生高超的技术，更需要患者的配合。离开了患者的代偿、修复、自愈能力，医生什么都不是。

明白了这个道理，就不难理解名医扁鹊做过的两件事。

其一是见死不救——蔡桓公有疾，扁鹊多次规劝，但蔡桓公不听，还质疑扁鹊的动机。等到他病入骨髓的时候，医术精湛的扁鹊也只能望而却步。

扁鹊的举动，和姓石的匠人一样，疗效不仅取决于他的医术，还取决于蔡桓公的配合。这种配合不仅是态度上的接纳，更重要的是其自身正气、神明是否还在。扁鹊说疾"在骨髓，司命之所属，无奈何也"，和石匠人说"吾无以为质矣，吾无与言之矣"是一模一样的。

其二是起死回生——扁鹊路过虢国，把被人认为已经死了的虢太子救活了。众人交口称赞扁鹊能起死回生，扁鹊说："余非能生死人，因其自当生，余使之起尔。"他说的就是大实话：你们判断失误，把虢太子的尸蹶当成了死亡，我诊断他的生机、神机还在，再施展医术，才得以成功。

现代医学伦理学课也要讲一个问题，那就是医生的上帝情结（God Complex）。很多医生，尤其是急诊室医生、外科医生，特别容易在抢救成功的时候感觉自己就是上帝，自己是在拯救生命。避免医生有这种情结，方法其实很简单：你尽可以有上帝情结，但你如何面对那些死去的患者？是你不救，还是你失职？如果可以为拯救而自诩，那么你同样要为失救而自责！所以，还是要学习扁鹊、石匠人的态度：他有生机，我有技艺，这样才能成事。

还有一种极端看法是否定扁鹊和石匠人，单纯强调患者的自愈力和配合。这种论调听着就很滑稽。

曾经，有些人叫嚣要取消汉字，改成拉丁文；还有一帮人鼓噪要取缔中医。这类"中医黑"现在还有，他们的基本逻辑是，中华民族繁衍几千年，人口众多，这和中医无关，而是和苍蝇、蟑螂一样，全靠自愈能力。凡是中医看好的病，都是赶巧自愈了。同样一个患者，中医没治好，就是中医给治死了；西医没治好，那就是患者得了该死的病。

面对感冒，特别是病毒性感冒和流行性感冒，很多人束手无策，整天嚷嚷感冒是自限性疾病，不用治疗，七天就好。可惜打脸的统计数字是：美国每年有数万人死于流感，更不用说由于感冒引起的并发症，如肺炎、脑炎、肾炎、肝炎、心肌炎等。中医几千年来都在与疾病做斗争，《伤寒论》和《温病条辨》都提出了中医治疗外感病及其并发症的理论，并进行了经验总结。中医在预防和治疗外感病方面有着独特优势，见效快、花费少，并且治病求本而不是掩盖症状。比起孩子一发烧就输液、灌水、切割扁桃体的方法仁慈多了。

而在"中医黑"眼里，那些病例都是碰巧自愈了，相当于石匠人不动，郢人自己把鼻尖凑上来，在斧头尖上把白灰给削掉了。

20

曲突徙薪

不仅要未雨绸缪、防患于未然，更重要的是要有预见性、前瞻性，要从善如流，善待给自己提忠告的人。

　　"曲突徙薪""焦头烂额"这两个成语出自同一典故，是汉臣委婉地向汉宣帝提意见的时候讲的故事。原文见《汉书·霍光传》："客有过主人者，见其灶直突，傍有积薪，客谓主人，更为曲突，远徙其薪，不者且有火患。主人嘿然不应。""曲突徙薪亡恩泽，焦头烂额为上客耶？"

　　"突"就是烟囱，中医把气管也叫"突"。颈前锁骨交界的窝，中医称为天突穴，旁边还有扶突穴。

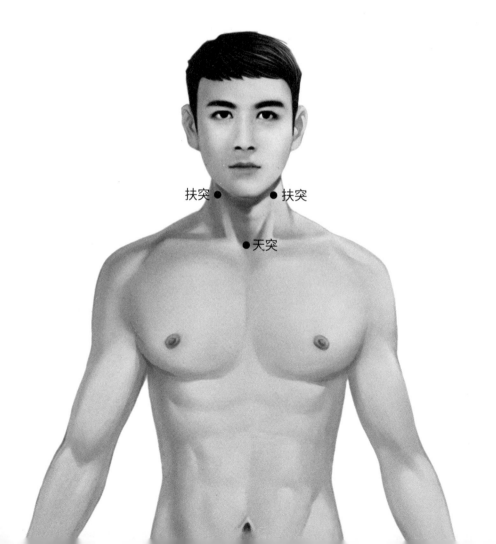

为什么直烟囱会有火灾隐患呢？烟囱的原理是利用气压差，热气上浮，带动冷空气从下面进入。烟囱越高，压差越大，空气流动速度就越快。直烟囱抽吸的效果好，来得痛快，但是会出现蹿火苗、冒火星等问题。周围要是有柴火，很容易会被迸溅出来的火星引燃。

有人会说，烟囱是直的，穿过屋顶通向屋外，即便有火星也不会落到屋子里的柴火上。你得想想，烟囱能向外排烟，但是赶上外面风大的时候，就会出现倒烟现象，把灶膛内的炭火吹出灶外，引燃旁边的柴火。给烟囱加个弯道的目的，就是牺牲一点空气上升的动力，但是能阻止柴炭火星飞溅。热空气依然上升，火星则被弯道挡下，变成灰烬。遇到大风倒烟的情况，风力会被弯道阻挡减弱，不至于在灶膛横冲直撞。

主人没听劝，结果，"俄而家果失火，邻里共救之，幸而得息"。事后主人大摆宴席答谢邻居，还按受伤轻重、贡献大小排了座次，单单没请给他提建议的人。

有人看不过去了，对主人说："乡使听客之言，不费牛酒，终亡火患。今论功而请宾，曲突徙薪亡恩泽，焦头烂额为上客耶？"意思是，如果主人当时听劝，首先不会因失火而有损失，其次也不需掏钱宴客。要论功，也得是提曲突徙薪的人坐首位，轮不上那些焦头烂额救火的人。

主人顿时醒悟，连夜去请了那位提意见的客人。

汉宣帝铲除了外戚霍光家族，论功行赏时，有大臣以这个故事进谏："今茂陵徐福数上书言霍氏且有变，宜防绝之。乡使福说得行，则国亡裂土出爵之费，臣亡逆乱诛灭之败。往事既已，而福独不蒙其功，唯陛下察之，贵徙薪曲突之策，使居焦发灼烂之右。"于是，"上乃赐福帛十疋，后以为郎"。

故事本身以及讲故事的人的结局都还不错。以此作成语，提醒后人不仅要未雨绸缪、防患于未然，更重要的是要有预见性、前瞻性，要从善如流，善待给自己提忠告的人。

再做一点细致深入的分析，当时主人为什么不听劝？

首先是怀疑。

怀疑不是不相信，但比不相信更负面。比如扁鹊初次见蔡桓公，说"君有疾在腠理，不治将恐深"，桓侯也是默然不应。等扁鹊走了，桓侯来了一句"医之好治不病以为功"。

当一个医生给你做出诊断或提出治疗意见的时候，你可以选择不信，但你说医生是为了挣钱骗保，卖药拿回扣，那就是疑心太重了。

其次是不相信。

主人不相信直烟囱、堆积的柴火与火灾有联系。比如，我说喝冷饮会导致过敏，不穿秋裤会导致痛经、关节炎，晚睡或熬夜会降低免疫力，过度手淫有害健康且会导致抑郁，等等。很多人就是不听，因为他们不相信二者之间有必然联系，还举出外国人如何来反驳。

再次就是心存侥幸。

他们相信我的理念，也能听取忠告，但总是有这种心态：犯规一次没事吧？破戒一次不至于吧？我说出汗以后不要吹风，身上有汗不要马上冲澡，运动中和运动后不要喝水，尤其是冰水，他们都图痛快，忍不住。

最后就是怕麻烦。

改造烟囱、搬移柴火费时费力，想想就累，于是就算了。我给很多患者建议站站桩、打打拳，大家基本上就是嫌苦怕累，不能坚持。我说吃饭要细嚼慢咽，他说不如狼吞虎咽解气、痛快。

中医讲"上工治未病"，干的就是劝人曲突徙薪的事。在中国人的教养中，中医的养生、防病、卫生、保健占了很大篇幅。这种教养，能培养出身心健康的人，不得病，少得病，得病自愈好得快。

可惜现在上幼儿园、上小学的孩子，能保证一个月、一个学期全勤不生病的都很少。儿童医院人满为患，医生、护士、家长忙得焦头烂额。这时候真应该想想这个成语，感恩一下中医，听听来自《黄帝内经》的叮咛。

21

七月流火

如果不懂天文、星象、气候、物候，就很难理解中医理论，要么斥之为封建迷信，要么曲解附会，把五行解释成五种材料、五大行星等。这就类似于十姨庙的故事，让人啼笑皆非。

"七月流火"出自《诗经·豳(bīn)风·七月》。

"流"是指向下移动、落下。"火"不是指火一般的天气，而是指大火星，即心宿二，天蝎座 α 星。它是天蝎座最亮的一颗星，发出火红色的光亮。"火"在这里音同"毁"。

在古代，专门设置了"火正"之职，负责观测大火星的位置，用以确定农时节令，制定历法，称"火历纪时"。学者顾炎武在《日知录》中写道："三代以上，人人皆知天文。'七月流火'，农夫之辞也。"

《诗经·豳风》详细记载了豳国(今陕西旬邑、彬县一带)每个月的物候。在《诗经·豳风》的年代，也就是两千六百多年前的陕西，夏至前后黄昏时(戌时)，大火星出现在天空正南方，方向最正，位置最高。之后，大火星就渐渐偏西向下行，故称"流火"，暑热开始减退，天气变凉。后来，人们望文生义，歪批曲解，将七月流火理解为形容阳历七月的天气酷热，如同下火，贻笑大方。

从历史演变来看，曲高和寡是常态，通俗同流是必然趋势。就像荨麻疹的"荨"，本应读成 qián，但架不住人多势众、约定俗成，现在都念 xún。

还有个例子是陕西白水县有座纪念杜甫的庙，因为杜甫做过左拾遗，故称"拾遗庙"。庙宇经受战乱被焚毁，到了宋朝重修的时候，当地人忘了它的渊源，只记得音，忘了字，以讹传讹，写成了"十姨庙"。

十姨庙塑了十姨的金身，每个姨被分别赋予求姻缘、求子、求出痘平安等功能，香火鼎盛。有个县令经过考据，挖出唐碑，给拾遗庙正名。可是等推倒娘娘像换成杜甫像后，就再也没人来烧香礼拜了。历史就是这样，杜甫活着的时候残杯冷炙、郁郁寡欢，不招人待见。忧国忧民又怎样？语出惊人又怎样？

但嘲讽他人用词不当的人，自己却常犯常识性错误，那就是对七月的解释。学者们通常认为七月就是夏历的七月，夏历也就是我们现在用的阴历（农历），可问题是夏历（阴历）的七月顶多比阳历的七月晚一个月。七月流火，这与两千六百多年前观测到的大火星的位置移动是合得上的，与物候却对不上，因为七月暑热还在，赶上出伏晚一些，秋老虎肆虐，天气根本不会转凉。这也是后世把这个词解释成酷热难耐的根本原因。

问题就出在学者们不懂历法，他们不知道当时人们用的是十月历。《诗经·豳风》中，通篇只提到十个月，没有说十一月、十二月。保存至今的夏朝历法《夏小正》，也只提到十个月的星象和物候。

十月历把一年分为十个月，每个月三十六天。春天的两个月称"木"，为甲、乙；夏天的两个月称"火"，为丙、丁；长夏的两个月称"土"，为戊、己；秋天的两个月称"金"，为庚、辛；冬天的两个月称"水"，为壬、癸。夏至之后进入土月，所以，夏历的七月是夏至后七十二天，正式入秋，相当于阳历的九月初。由此解释七月流火，无论星象还是物候，都对得上。

十月历是中医阴阳五行的基础和由来，季节和气候的变化，影响动植物，包括人的身心健康，这是不争的事实。《黄帝内经·素问·藏气法时论》用的就是十月历。如果不懂天文、星象、气候、物候，就很难理解中医理论，要么斥之为封建迷信，要么曲解附会，把五行解释成五种材料、五大行星等。这就类似于十姨庙的故事，让人啼笑皆非。

斗转星移，因为有岁差的问题，两千六百多年前的星象与现在差别很大。北极星在变，北斗星的形状、斗柄在不同节气的指向在变，大火星的位置也在变。

今天，夏至黄昏时大火星的位置已经不在正南，而在东南。按两万六千年岁差转一圈，已经过去的两千六百年占十分之一，一年按十个月划分，现在和《诗经·豳风》的时代就差一个月，三十六天。也就是说，现在要在夏至后三十六天，才能复现当年的星象。既然星象变了，人们对成语产生曲解也在情理之中。

22
恬不知耻

　　现代社会竞争激烈，虽然没有旧时那么血腥残暴，但一样对人的智商特别是情商提出很高的要求。除了比凶斗狠，还要看谁能及时修复创伤，满血复活，重新披挂上阵。这其实也是恬的功能。

"恬不知耻"出自唐人冯贽的《云仙杂记》："倪芳饮后必有狂怪，恬然不知耻。"又见于宋人吕祖谦的《左氏博议·卫礼至为铭》："卫礼至行险，侥幸而取其国，恬不知耻，反勒其功于铭，以章示后。"类似的表达还有恬不知羞、恬不知愧、恬不为意、恬不为怪。

"恬"是心安理得的意思，本身是褒义词，指一种良好的心理素质和心态。恬是道家和中医特别推崇的修心方式，《黄帝内经》讲"恬惔虚无，真气从之"，还讲"以恬愉为务，以自得为功"。

照此看来，恬不仅是结果，而且是手段。论结果，恬约等于脸皮厚；论手段，恬是自我宽慰、自我解脱、自我救赎、自我疗愈。可以自嘲、自黑，但绝不会自卑、自轻、自贱、自责、自伤、自残、内疚、自杀。

说到身心不二，恬一样有生理基础。有的人天生脸皮厚，百折不挠，甚至愈挫愈奋、越战越勇，再加上心黑手毒，生逢乱世，必是一代枭雄。

有的人则天生细腻敏感，看别人的脸色，听话外的声音，闻誉则喜，闻过则悲；别说做坏事，还没做，内心就开始自责、羞愧。

常言说，不做亏心事，不怕鬼叫门。脸皮厚的人，做啥坏事都不会亏心，所以不怕鬼叫门；而天生细腻敏感的人，没做啥坏事却长夜难寐，甚至不敢独宿，睡觉不敢关灯。

"厚黑学"举过几个例子，比如汉高祖刘邦，草莽市井出身，类似青皮无赖，天生练就了强大的心理素质。和项羽争天下的时候，刘邦战败逃命，将亲生儿子（后来的汉孝惠帝）推下车。项羽在荥阳城下要刘邦出城决战，刘邦不肯。项羽架起大锅，说刘邦再不出城决战，就将刘邦的父亲煮了吃。刘邦回答："你我是结拜兄弟，我爸就等于你爸，你要将我爸煮了吃，那你不要一个人独吃，分碗汤羹给我喝吧。"

现代社会竞争激烈，虽然没有旧时那么血腥残暴，但一样对人的智商特别是情商提出很高的要求。除了比凶斗狠，还要看谁能及时修复创伤，满血复活，重新披挂上阵。这其实也是恬的功能。

这就要说到恬的一个近义字——舔。动物受伤以后，会本能地用舌头舔伤口，除了清除伤口的污物，唾液所含有的酶和活性因子可止血、止痛、促进伤口愈合。所以，舔有着身心两方面的疗愈作用，即便身体没有受伤，动物之间也存在着互相舔弄、示好安抚的行为，更不用说人类激情的舌吻了。

有形的身体创伤可以舔；无形的心理创伤，那只能用恬了。

中医讲的"心"有两个：一是有形的心脏及其动静脉血管系统，称为心包、心胞或心包络；另一个就是心，或称心神，是无形无质的客观存在，包含但不限于人的情感、情绪、意识等心理活动。

中医讲心藏神，血舍魂，说的就是有形的心血管系统是心神的保护者。脸皮厚的人，其生理基础就是胸廓宽大、剑突坚硬、心脏坚固、血脉充盈。

中医还认为舌为心之苗，观察舌头的颜色、形状、滋润程度、动态变化以及舌苔等，可以由表及里，推测内在心脏和心神的状态。

心神不定的人，伸出的舌头会不停地颤抖，严重的话，闭眼躺下后，眼珠子都在颤抖。

内心受伤没有得到修复的人，舌面上会有大小、数目不等的裂纹，有的人裂纹之深，几乎可以把舌头分成两半。随着身心恢复健康，这些裂纹会逐渐变浅或消失。职业中医疗愈观察的指标，也是恬的具体指征。

人在江湖飘，谁能不挨刀？其实多数人没等到江湖上混，在家里就受到了很多情感伤害。来自至亲之人的伤害，往往更入心，伤得更狠，因为你对他们不设防。

家长的过度管教、苛责，容易造成幼童的心理创伤，这是显而易见的。不为人熟知但危害很深的是家庭冷暴力——家长有意无意无视或忽略孩子的心理需求，如求温暖、求关爱、求保护、求谅解等。比如，作家王朔至今不能原谅他母亲当年扔下他在医院不管而自己去加班的行为。

另一种冷暴力是迫使孩子产生欠债、自责、负疚、负罪、羞愧感等，达到控制孩子的目的。很多家长总是强调自己为家庭做出了多少牺牲，有的家长还给孩子下跪，这样直接击破孩子的心理防线，达到知耻不恬的效果，对孩子的负面影响是终身的。

23
甘之如饴

现在人吃到糖是稀松平常的事情，古代却不然。在古代，天然的糖分存在于水果和蜂蜜中，无需特殊工艺即可获取，但产量有限，又受时令和贮存条件的限制。

饴是人工制作的麦芽糖，是中国人的传统食物。腊月二十三糖瓜粘，祭灶的时候用的就是饴糖。饴糖有多种形状，有液体的糖稀，有半固体的胶饴，也有很硬、咬不动的关东糖。

古人把吃美了的感觉称为"怡"，曹操有诗云："养怡之福，可得永年。"最快、最直接让人产生怡的感觉的，就是甜食，包括但不限于糖、蜜、瓜、果等。饴糖很甜，"怡"和"饴"两个字发音相同也就不难理解了。

"甘之如饴"或"甘之若饴"，古人常用来比喻喜欢做某件事情或吃喝某种东西。宋代文天祥《正气歌》诗云："鼎镬甘如饴，求之不可得。"

现在人吃到糖是稀松平常的事情，古代却不然。在古代，天然的糖分存在于水果和蜂蜜中，无需特殊工艺即可获取，但产量有限，又受时令和贮存条件的限制。

种植甘蔗榨汁，可以直接获取糖，但受地域、气候限制。中国古代文明发源于中原地区，而适宜甘蔗种植的地域偏南，且甘蔗的引种较晚，适合北方地区种植的糖源植物——甜菜疙瘩，又是近百年才发展起来的。所以，制作饴糖，可以称为中原地区特有的，甚至是唯一的获取甜食的方式。

饥饿的时候吃馒头，咀嚼时会感觉到一丝丝甜味，这就是唾液中包含的活性物质——淀粉酶将淀粉分解成了糖。淀粉是一种碳水化合物，它以多糖的形式存在，本身没有甜味，只有通过酶的催化，分解成含小分子链的双糖或小分子的单糖，才会产生甜蜜的感觉。

古人先将小麦培育发芽，再将富含淀粉的植物种子稻米、黍米或高粱蒸熟，然后将麦芽切碎，与蒸熟的米或高粱充分搅拌，留置发酵。麦芽中的生长酶会将植物种子中的淀粉分解成双糖，锅中就会逐渐出现糖水。放置一定时间，将残渣捞出，会留下一锅稀汤甜水。将稀汤熬煮浓缩，就会获得一锅糖稀；继续熬煎，就变成胶饴乃至变成坚硬的固体，即关东糖。

饴糖有两个特点。第一是黏性很强，吃的时候粘牙。

这种粘连的黏性，古人利用它来做滋补。我们今天经常说的"补"，其实是益。

"补"的本义是粘补漏洞，阻止精神气血的流失。我听说有人在荒郊野外开车油箱漏了，没有办法，最后急中生智，用嘴里嚼的口香糖堵住了漏洞。

中医发现，很多物理形态有黏性的食物、药物，吃进去后能产生滋补的效果。

中医还进一步发现，不同的食物、药物对不同的脏腑有特定的靶向滋补作用。比如，大蒜和薤（xiè）白能补益心气，对气短、漏汗、胸闷、心动过缓的人有滋补强壮的作用。再比如，中药杜仲，它本身是杜仲的树皮，撕扯开来，能看到黏黏的白丝，中医把它当作补肾药，治疗漏血、滑胎、漏尿或遗尿乃至早泄。还有淮山药，黏滑拉丝，中医用来做补肺药。

饴糖在中医里也拿来做药用，专门温煦滋补脾胃。《伤寒论》有个名方叫"小建中汤"，其中的君药就是饴糖。芍药六两，酒炒；桂枝三两，去皮；炙甘草二两；生姜切，三两；大枣十二枚，破开；饴糖一升。把上六味，以水七升，先煮五味，取三升，去滓，内饴糖，更上微火消解，温服一升，日三服。用于治疗虚劳、里急、悸、衄、腹中痛、梦失精、四肢酸疼、手足烦热、咽干口燥。

很多人说中药苦，不好吃，我说你没得吃好吃的中药的病。小建中汤内含胶饴一升，大枣、甘草也都是甜的，怎么会不好吃？

话说回来，中药用对了证，患者的口感也会改变。最苦的黄连，给热毒壅盛、心火独亢的人吃也是甜的，等病好再吃就又变成苦的了。

饴糖的第二个特点是，相对于蔗糖和果糖而言，它不是很甜（最甜的是果糖，它是单糖）。

自然界另外两种单糖是葡萄糖和乳糖，都很甜。其次是双糖，蔗糖就是双糖，分解以后变成葡萄糖和果糖，味道也比饴糖甜。而饴糖由两个葡萄糖组成，甜度就差了一些。

现代科学研究表明，果糖对人体损害很大。很多疾病，比如肥胖、糖尿病、痛风等，都跟果糖有关。最可怕的就是糖成瘾，尽管不像毒品那么严重，但现代含糖饮料的泛滥导致一大批青少年罹患成年人的疾病，吃糖毁牙蚀骨是不争的事实。我佩服古人的智慧，原因就在于他们制作的麦芽糖不含果糖。

24

含饴弄孙

　　含饴弄孙体现的中国养老观，就是充满温暖、亲情的三世同堂、四世同堂。这种家庭中有暮气沉沉甚至死气沉沉的老人，也有朝气蓬勃、英姿勃发的儿童和少年，当然还有沉稳刚健的中年人，这种阴阳、温凉、刚柔交织的结果，就是形成一种和谐的气氛，有益于人的心神健康。在这样的家庭里，老人不是混吃等死，中年人不绝望，儿童充满希望。

上一篇《甘之如饴》中讲到了糖，尤其是果糖对身体的危害，不能不佩服中国古人早早就通过非实验研究的途径和方法认识到果糖的危害，制作了不含果糖的饴糖。

科学是认识真理的手段之一，有的人说中医不科学，只能说明中医有独特的认识自然、掌握真理的方法。我很早就说过，不怕中医不科学，就怕科学是伪真理。

中医认识自然，离不开道家天人合一思想的指导。一方水土养一方人，神农尝百草，一则依靠自身的体验，二则有取类比象的认识方法。

古人观察到自然界并不直接出产糖，即便出产，产量也极小，所以并不把糖作为食物。古人同时观察到植物的种子蕴含的精气最高，而根、茎、叶、花、果中精气含量不足，甚至有毒、有害，因此提出了"五谷为养""五果为助""五菜为充"等基本饮食观。而植物中营养含量最高的部分基本存在于根、茎、花、果中，所以吃糖不如吃种子，直接吃糖补充糖分，不如吃种子中的淀粉分解而成的糖。古人认为，果酒不如粮食酒（黄酒、白酒），延伸到今天，国人认为葡萄酒不如威士忌。

中国传统的饮食观并不重视甜食。中国人不能理解外国人嗜甜，居然把恋人叫"sweet heart""honey"。这与五行分布中中国居中、属土也有直接关系。同时，中医观察到嗜甜的危害，提出"甘脆肥醲""腐肠之药"的说法，也意识到有多种富贵病是糖导致的。

现代的商业营销多数打着"科学"的旗号，先否定你的传统价值观和生活方式，然后吹嘘、推销自己的商品，同时花大价钱掩盖自己产品的缺陷。

2018年世界范围内爆出制糖业掩盖果糖、蔗糖对人体健康的伤害，嫁祸于胆固醇的丑闻。这对国人应该是个警醒，亲近自然、回归传统是永远不会过时的。

"含饴弄孙"这个成语，有两个可讨论的话题。

其一是养育婴儿的问题。

我们自称哺乳动物，但国人母乳喂养比例偏低，这与剖宫产盛行、产前产后精神心理创伤、高龄生产等有直接关系。

什么是哺乳？很多人都注重"乳"，但"哺"的事儿可能都忘了。

什么是"哺"？就是成人嚼食以后吐出来喂孩子。现代人别说这么做，听着都觉得恶心。

我小时候还有爷爷、奶奶或父母这么做，现在基本都绝迹了。但是，从古至今的哺育、哺养、哺食都是这么完成的，嗷嗷待哺不仅仅说的是禽鸟，人类也一样需要。

现在生活条件这么好，孩子却经常闹病，儿童医院人满为患，孩子的体质持续下降，缺了哺乳是最大的原因。含饴弄孙体现了古人的喂养观，至于对不对、做不做，那是见仁见智的事了。

其二是养老的问题。

日本早已进入老龄化社会，现在正在推行延迟退休，兴建大量养老院，同时推广在家养老介护管理。但总有一些独居老人，死在家中被猫狗分食或腐烂，于是又催生了一个专门清理老人尸体和旧居的行业。

我参观过很多养老院，美国的、日本的、中国的，高档的、中档的、低档的，不论硬件设施多么好，不论软件管理多么到位，总是感觉不好，因为养老院中弥漫着一种日薄西山、阴郁腐朽的气氛。更遑论时常爆出的护理人员虐待老人，以及老人之间产生争吵甚至打斗等事件。

我个人认为，儿女把老人放到养老院以后不闻不问，这和古代弃老没什么区别。说这话肯定会得罪很多人，但现实就是如此。以前生产力水平低下，人们自顾不暇，会把无用、生病、残疾的老人扔到山里，说好听点是任其自生自灭，其实就是谋杀。

给人剃头者，人也剃其头。弃老的人，即便自己的孩子不说，也应该明白自己将来也会是这个下场，那生活的意义又在哪里？岂不悲凉？

中国古代的伦理观讲究孝，其实就是通过文化约束来避免这种悲剧发生。含饴弄孙体现的中国养老观，就是充满温暖和亲情的三世同堂、四世同堂。

这种家庭中有暮气沉沉甚至死气沉沉的老人，也有朝气蓬勃、英姿勃发的儿童和少年，当然还有沉稳刚健的中年人，这种阴阳、温凉、刚柔交织的结果，就是形成一种和谐的气氛，有益于人的心神健康。在这样的家庭里，老人不是混吃等死，中年人不绝望，儿童充满希望。

25

大快朵颐

　　人是杂食动物，食品质量不足时只能通过数量弥补，嘴大、颐广、容量大就是优势。随着生产力的发展，精细精美的食物越来越多，没必要吃那么多，下巴就逐渐收回，大嘴也变成了樱桃小口——现在，美丑贵贱都颠倒了。

"大快朵颐"，北京土话叫"甩开腮帮子吃"。

"朵"指咀嚼，《周易·颐卦》中说"舍尔灵龟，观我朵颐"，形容人大口大口吃得痛快。现在人们吃饭注意吃相，大快朵颐的场景难得一见。不过电视上常出现 NBA 球员嚼口香糖的情景，透着一副身体强健、满不在乎的劲儿。

"颐"的繁体字"頤"（頣），右边是"頁"（頁），象征头项，与头面颈项有关的字大多用它作偏旁部首；左边是"巸"（巸）的省略字，"巸"本义指下巴。在甲骨文和小篆中，"颐"字左边像竖起的宽嘴形，以牙齿衬托，好像咧开嘴笑时的下巴；右边是条蛇，用来形声——《广韵》解：当"蛇"表示"曲折通过"时，为"弋支切，音移"。所以，"颐"指下巴、下颌，确切地说，下巴和两侧的腮帮子都是颐。《释名》曰："颐，或曰辅车，或曰牙车，或曰颊车。"

颐指气使中的"颐"，就是努着下巴指派人，不动手、不动嘴，一副盛气凌人的样子。

古人把额看作天庭，那么颐就是地阁。天庭饱满，地阁方圆，所谓福相、贵相，就是额头要前凸，下巴要方正，腮帮子要鼓。

《西游记》中有个人物，但见他"大耳横颐方面相，肩查腹满身躯胖。一腔春意喜盈盈，两眼秋波光荡荡。敞袖飘然福气多，芒鞋洒落精神壮"——没错，说的就是大肚弥勒佛。

据《新唐书·诸帝公主传》："主（太平公主）方额广颐，多阴谋，后（武则天）常谓'类我'。"这说明武则天母女都是大脑门、宽下巴。

唐人以胖为美，嘴大能吃才能长胖。人是杂食动物，食品质量不足时只能通过数量弥补，嘴大、颐广、容量大就是优势。随着生产力的发展，精细精美的食物越来越多，没必要吃那么多，下巴就逐渐收回，大嘴也变成了樱桃小口——现在，美丑贵贱都颠倒了。

牙齿咀嚼的动力来自下颌关节，俗称"牙关"。牙关受肌肉

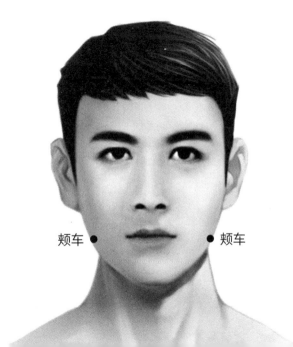

颊车 ● ● 颊车

牵引，人咬紧牙关的时候，咬肌的最高点就出现了，这就是针灸用的穴位颊车穴——足阳明胃经的第六个穴。

咬肌力量是惊人的，特别强健的人可以用牙咬着皮带拖动汽车。身体健康的人，一般喜欢吃筋道、有嚼头的食物，不然感觉有劲没处使。身体虚弱，特别是有胃病的人，咬嚼一会儿就腮帮子发酸，所以只能吃烂软的食物，有的干脆只能吃流食。

中医看病必须看患者的舌头。每每患者张嘴伸舌的同时，会听见两腮发出"咔嗒"一声。这是下颌关节发出的声响，一般是咬肌僵硬，牵扯关节错位摩擦发出的，西医称之为"关节紊乱"。中医认为有这种现象的人往往有比较严重的胃病，表面咬肌僵硬，体内胃的平滑肌也是僵硬、痉挛的。通过直接针刺腹部的上脘穴、中脘穴和下脘穴，加上颊车穴，就能标本兼顾，既纠正表面的紊乱，又治内在的胃病。

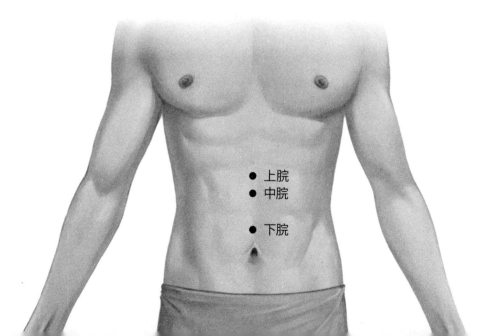

长期的胃病患者往往会出现胃和其他脏器的下垂，脸上的肌肉也会相应松弛。这类人在进食或过分惊讶张大嘴时，会出现习惯性下颌关节脱臼，古称"颐脱"，俗称"掉了下巴"。要让下颌关节复位，先下拉，然后向后送。治愈胃病，补充气血，提高肌肉张力，是治病求本的办法。

下颌骨与颈部接合部充满了腺体、淋巴管和淋巴结，如果被病毒和细菌感染，会造成下颌淋巴结肿痛，脸颊一侧或两侧红肿热疼，同时伴有全身疼痛、高烧、神志昏迷等症状，中医称为"发颐"，是热毒壅盛，积聚在阳明和少阳所致。一般用清热、解毒、散结的中药救治，也可以在耳尖放血祛邪热，或用灯火烧灼角孙穴发散郁火。

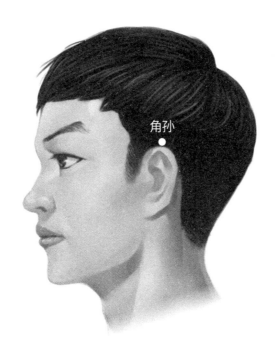

"颐"被借用来命名一个卦象，即颐卦，震上艮下，上下都是阳爻，看着就像一张嘴。卦辞云："颐，贞吉。观颐，自求口实。"说白了就是善待自己，吃饱了，吃好了。于是"颐"和"养"成了同义词，颐养天年就是这个意思。

大家都知道北京有颐和园，但很少有人知道"颐和"是啥意思。自己不懂也没法让老外懂，索性把颐和园翻译成"Summer Palace"，信、达、雅哪头都不沾，而且张冠李戴——承德避暑山庄才该叫"Summer Palace"。"颐和"从小处说就是吃得合适，从大处说就是颐养和气、不偏激、不走极端。颐和园翻译成英文应该是"Feeding Harmony Garden"。

26
杞人忧天

本质上而言，想解决心理问题，还是要从身体入手。生理问题解决了，心理问题就迎刃而解，根本不需要劝导。

　　成语"杞人忧天"出自《列子·天瑞》。《列子》被道家称为《冲虚经》，其中记载的故事多被当成寓言，比如愚公移山、夸父追日、小儿辩日等。其实，从修行者的角度来看，这些虚言妄语更接近古史及真实体验。

　　道家崇尚自然，强调人的意志应当遵从自然规律——与其违逆自然，不如清静无为。所谓"天行有常，不以尧存，不以桀亡"，又何必忧？《列子·天瑞》讲述了一个杞人忧天的故事，讥讽那些无事生非、忧心忡忡的人。

　　话说"杞国有人忧天地崩坠，身亡所寄，废寝食者"，明明白白写出了一个抑郁症患者的身心状态——寝食俱废、失眠厌食，诱因是担心天崩地裂（也就是小行星撞地球、地震）自己会死掉。这时候来了一位热心人，开解杞人："天，积气耳，亡处亡气。若屈伸呼吸，终日在天中行止，奈何忧崩坠乎？"

　　杞人听了不服，问："天果积气，日月星宿，不当坠耶？"

　　热心人说："日月星宿，亦积气中之有光耀者，只使坠，亦不能有所中伤。"

　　天的事解决了，杞人又问地的事："奈地坏何？"

　　热心人回答："地，积块耳，充塞四虚，亡处亡块。若蹠步跐蹈，终日在地上行止，奈何忧其坏？"

最后，担忧解除，杞人释然，大喜，热心人也一样。

在这个故事里，热心人并没有拿出强有力的证据和理论说明天地不会崩坠，而事实上天上掉陨石、地震的现象常见，死人也是常有的，那为什么杞人被说服了呢？

起作用的不是晓之以理，而是动之以情。忧郁的人要的不是理性说教，而是心气儿的鼓舞和支撑。本质上而言，想解决心理问题，还是要从身体入手。生理问题解决了，心理问题就迎刃而解，根本不需要劝导。

"忧"的繁体写作"憂"（ ），是会意字。上"頁"（ ）（yè，即人头）下"心"（ ），加"夊"（ ）（suī，即行走）表示心动，指有了忧的心理活动，必然在脸上得到反映。

外忧源于一种不安全感。中国古代社会动荡不安，这使得人们"生年不满百，常怀千岁忧"。即使贵为皇帝，也担心被推翻、被篡位；高官伴君如伴虎，担心言行出错，被抄家、被砍头；普通老百姓就更是战战兢兢、人人自危。国人由此有了一种普遍的忧患意识——"生于忧患，死于安乐"，这直接影响了人的身心健康。因忧生病，脾胃消化功能减弱，肝胆气机郁滞，久而成患。

内忧是因病生忧，生理功能的衰弱导致了病态心理。中医认为脾主忧思，消化、吸收功能弱的人，容易借故生忧，习惯性地使自己陷于忧思之中。《黄帝内经·素问·通评虚实论》载："隔塞闭绝，上下不通，则暴忧之病也。"《黄帝内经·素问·移精变气论》载："当今之世则不然。忧患缘其内，苦形伤其外……所以小病必甚，大病必死。"

现代社会因忧生病、因病生忧的人比比皆是。虽然外部环境相对安静和平，但人的心理承受能力下降了；衣食温饱的问题解决了，但人的欲望提高了。妄想和实际的距离，正是忧虑存在的空间。

最后说说被讽刺的杞人。

古代改朝换代，灭其国而不绝其祀，会把先朝的皇室贵族圈到一个地方封国居住。商朝推翻夏朝后，封杞国（今河南杞县），杞国人乃夏朝皇室之后，存有夏礼，孔子曾为考察夏朝之礼而到访杞国。只是杞国文献也多散失，因此孔子感慨："夏礼，吾能言之，杞不足征也。"（《论语·八佾》）

杞人还保存了夏历。每个王朝在改朝换代后一般都启用自己的历法，所谓正朔。制定历法的依据是观测天文星象，这是杞人高级的地方，也是被俗人讽刺、挤兑的地方。就像穷困潦倒的孔乙己，他知道茴香豆的"茴"有四种写法，反而成了被人挖苦嘲讽的理由。

古希腊哲学家泰勒曾在草地上观察星星。仰望星空时，不料前面有一个深坑，他一脚踏空，掉到坑里，后被路人救起。他对路人说："明天会下雨！"两千年后，德国哲学家黑格尔听到这个故事，想了想，说了一句名言："只有那些永远躺在坑里从不仰望高空的人，才不会掉进坑里。"

忧天的杞人，华夏文明的先人。

27

脍炙人口

古人炙肉用木薪炊火，讲究慢工出细活，烤出来的肉油出、味入、皮焦、里嫩。现代人心急浮躁，用的是电火、煤火、微波，烤出来的肉味道难吃，哪里谈得上脍炙人口？

"脍炙人口"这个成语，大家都知道是形容东西好吃、招人喜欢，也用来形容文章、词句朗朗上口，但是具体说到"脍""炙"的意思，很多人就含糊了。

《说文》载："脍，细切肉也。"我估计许慎先生是受了孔夫子的影响，因为孔子说过"食不厌精，脍不厌细"。孔子的意思是脍切得越细越好吃，不是说脍就是切细的肉。

"脍"指生肉，包括生鱼片，有时也写作"鲙"。《汉书·东方朔传》载："生肉为脍。"肉如果生吃，属于典型的好吃难消化，所以切得越细越好。

中国吃生鱼片（鱼脍）的历史，最早可追溯至周宣王五年（公元前823年）。出土青铜器"兮甲盘"的铭文记载，当年周师于彭衙（今陕西白水）迎击猃狁（xiǎn yǔn）凯旋。大将尹吉甫私宴张仲及其他宾客，主菜是烧甲鱼加生鲤鱼片。《诗经·小雅·六月》记载了这件事："饮御诸友，炰（páo，把带毛的肉用泥包好放在火上烧烤）鳖脍鲤。"后世推崇鲈鱼做脍，源于晋朝张翰。其人"见秋风起，乃思吴中菰（gū）菜、莼羹、鲈鱼脍，曰：'人生贵得适志，何能羁宦数千里以要名爵乎！'遂命驾而归"。

辛弃疾的词句"休说鲈鱼堪脍，尽西风，季鹰归未"用的就是这个典故；苏轼词句"更有鲈鱼堪切脍，儿辈莫教知"描述了鲈鱼脍的制法秘不外传，但也正是"儿辈莫教知"，闹得中华古老的饮食文明渐渐失传，吃生鱼片竟然成了日本人的发明。其实，日本人吃生鱼片的传统，是日本留学生在唐朝时学去的。

中国的饮食传统，要平衡、消化寒凉的生鱼片，须用辛温、芳香的调料佐餐。按照《礼记》的规矩："脍，春用葱，秋用芥。"

现在大家都知道吃生鱼片要蘸芥末，就是秋天的吃法。芥末辛辣芳香，走窜开窍，在外能让人涕泪交流，在内能温暖肠胃，发动气机，以便消化生冷。

李时珍《本草纲目》载："南土大芥，味辛辣，结荚，子大如苏子，而色紫味辛，研末泡过为芥酱，以侑肉食味香美。"

除了芥末，在生鱼片盘的四角还会放一小堆红色的姜片。这是用糖醋腌制的生姜，可以温胃散寒、止痛止呕。生鱼片下则会垫绿叶，那是中药紫苏的叶子，应该用它卷着生鱼片吃。紫苏辛温芳香，擅解鱼、蟹的毒，吃海鲜出现腹痛、腹泻、呕吐、瘙痒等症状，服用紫苏就能缓解。而在生鱼片的盘底，还会铺白色的萝卜丝。吃完生鱼片嚼嚼萝卜丝，算是收尾。

一顿生鱼片有这四味中药相佐，才算是中正平和。

有个治疗寒痰、水饮不化、咳嗽、哮喘的中药方剂，叫作三子养亲汤，用的是白芥子、紫苏子、莱菔子，即芥末、紫苏、白萝卜的种子。由此观之，真是药食同源，一脉相承。

如果贪图口腹之欲，吃多了生鱼片，或者吃了不洁净的生鱼片，就会得寄生虫病。《三国志》记载："广陵太守陈登得病，胸中烦懑，面赤不食。佗脉之曰：'府君胃中有虫数升，欲成内疽，食腥物所为也。'即作汤二升，先服一升，斯须尽服之。食顷，吐出三升许虫，赤头皆动，半身是生鱼脍也，所苦便愈。"

肉质细嫩的鱼可以生吃，畜肉三牲（猪、牛、羊）就必须做熟了吃。鸿门宴上樊哙把生猪肘子在盾牌上切了生吃，极其生猛，赢得项羽的赞赏。一般人的脾胃恐怕难以消化这个。

把肉用火烤熟了吃，由来已久，也简便易行。炙就是其中一个方法。

"炙"（ ）是会意字，从"肉"（ ）从"火"（ ）。"炙手可热"就是形容肉在火上烤，火焰乱蹿、热气蒸腾的状态。至于烤几分熟，要看个人喜好，趁热吃，味道鲜美，油脂也不会凝固，好消化，否则就是"残杯与冷炙，处处皆悲辛"了。

炙的功效，首先是榨出肉里的油脂，让人减少油脂的摄入；其次是炙烤时加入的小茴香、辣椒等香料有助于消化；另外，炙烤后的焦脆，其功效类似于锅巴、饭焦，有助于消化肉积。所以说烤鸭最好吃的就是鸭皮，焦黄酥脆，好消化，有营养。广州人干脆就吃片皮鸭，鸭肉、骨架都不要，只吃鸭皮。

古人炙肉用木薪炊火，讲究慢工出细活，烤出来的肉油出、味入、皮焦、里嫩。现代人心急浮躁，用的是电火、煤火、微波，烤出来的肉味道难吃，哪里谈得上脍炙人口？

28

应时当令

人应该按照时令调整、调节自己的生活，包括
但不限于起居、作息、饮食、服饰、情绪、作为等。

"应时当令"是中国古代天人合一、顺法自然的哲学观在生活中的应用原则。具体地说，就是人应该按照时令调整、调节自己的生活，包括但不限于起居、作息、饮食、服饰、情绪、作为等。

广义的"时"泛指一切时间，狭义的"时"可以理解为小时，但在"应时当令"这个成语里，"时"指季节。

古人把四季称为"四时"。杜甫诗句"好雨知时节，当春乃发生"，"时节"即季节。应时就是应季。

早先，中国古人实行十月历，将一年分为五季，每月三十六天，按甲、乙、丙、丁、戊、己、庚、辛、壬、癸排列，其中甲、乙月属木，丙、丁月属火，戊、己月属土，庚、辛月属金，壬、癸月属水，这就是中医五行的源头。后来改成十二月历，按二十四节气划分，一年四季，春夏秋冬，每个月含一个节气、一个中气。

《礼记》中专门有一篇叫作《月令》，它按照十二月历的时令，记述了当月的星象和物候，然后规范了政府的祭祀礼仪、职务、法令、禁令等诸多宜忌。

《礼记》中的月是太阳历，以立春为一岁之始，四时各有气候特征，每个月又有各自的征候。与四时相对应，每时都有一班帝神，与星辰、太阳、四神的变化相对，每个月各有相应的祭祀礼制。

比如，在"孟春之月"，天象是"日在营室，昏参中，旦尾中"，物候是"东风解冻，蛰虫始振，鱼上冰，獭祭鱼，鸿雁来"，此时君王应该做的是"天子居青阳左个，乘鸾路，驾仓龙，载青旗，衣青衣，服仓玉，食麦与羊，其器疏以达"。

还应该鼓励、奖赏臣民："赏公卿、诸侯、大夫于朝。命相布德和令，行庆施惠，下及兆民；庆赐遂行，毋有不当。"

另外就是顺应天时、奖励农耕："是月也：天气下降，地气上腾，天地和同，草木萌动。王命布农事，命田舍东郊，皆修封疆，审端经术；善相丘陵、阪险、原隰、土地所宜、五谷所殖，以教道民。必躬亲之。田事既饬，先定准直，农乃不惑。"

所谓令行禁止，顺应叫作"令"，违逆就应禁止。比如孟春月："禁止伐木；毋覆巢，毋杀孩虫、胎夭、飞鸟，毋麛毋卵；毋聚大众，毋置城郭；掩骼埋胔。"

古人也观察到时气不正的现象："孟春行夏令，则雨水不时，草木蚤落，国时有恐；行秋令，则其民大疫，猋风暴雨总至，藜莠蓬蒿并兴；行冬令，则水潦为败，雪霜大挚，首种不入。"

这说明四季月令不仅受日月的影响，还有更大的背景。

战国时期出现的《阴阳大论》提出了五运六气学说。五运六气学说同样按二十四节气划分，从大寒开始，将一年分为六季，每季两个月，含两个中气、两个节气，分别是厥阴风木、少阴君火、少阳相火、太阴湿土、阳明燥金和太阳寒水。这是正常年份该有的气象，被称为主气。同时，年份不同，每年都会有不同的客气影响主气，以至于出现异常气候。

总之，月令是古人观察到的自然天象和物候。令月是符合月令的那个月，春暖夏热秋凉冬寒，这时候的"令"就有符合天道、吉祥、美好、正经的意思，与嘉年、吉日、良辰是同一个意思。

《全唐文》收入崔融的《代皇太子上食表》："臣某言：伏见臣妹太平公主妾李令月嘉辰，降嫔公族。"令月对应的是嘉辰，也就是黄道吉日、好日子的意思。有人歪批乱解，理解成太平公主叫李令月，这就贻笑大方了。

2019年4月1日，日本官方宣布即将启用新年号"令和"，同时强调这是首次不从中国典籍中选取年号。"令和"出自《万叶集》序言中的"初春令月，气淑风和"，有博学者发现，日本人有抄袭唐人薛元超《谏蕃官仗内射生疏》的"时惟令月，景淑风和"一句的嫌疑。东汉张衡在《归田赋》中亦有句："于是仲春令月，时和气清。"这里的令月，并不特指正月和二月，而是指那个月物候气象不乱，符合月令。

有好事者发现《黄帝内经·灵枢·终始》中有此句："故泻者迎之，补者随之。知迎知随，气可令和。和气之方，必通阴阳。"这里的"令"就不是吉祥美好的意思，而是动词"使之"的意思。

29

杯弓蛇影

　　临床上大多数焦虑、抑郁的患者不是因疑生病，而是因病生疑，也就是经常为病态、负面的心态找理由生疑。

成语"杯弓蛇影"最早出现在东汉末年应劭（shào）写的《风俗通义·怪神》里。应劭的祖父应郴（chēn）为汲（今河南卫辉）令，某年夏至，应郴把主簿杜宣请来一起饮酒。当时，北墙上挂着一张红色的弓，光线反射，使那张弓在酒中的影子就像一条蛇在蠕动。杜宣又怕又恶心，可上司赐酒，只好硬着头皮喝了下去。当天杜宣就觉得胸部、腹部疼痛异常，进食困难，服用各种药物均不见好转。应郴知道这事后，把杜宣接到家，让他坐在原来的位置上，斟了一杯酒，指着杯中的"蛇"说："这只不过是墙上那张弓的倒影而已，并不是真正的蛇。"杜宣由此去了心病，病也很快就好了。

另一个类似的故事出自《晋书》，说的是河南尹乐广问一个亲近的朋友，怎么许久不上门。此人答道："前在坐，蒙赐酒，方欲饮，见杯中有蛇，意甚恶之，既饮而疾。"原来乐府墙上有一张角弓，画着蛇的图案。乐广把酒放在朋友上次坐的位置，并解释杯中的蛇即弓影。朋友"豁然意解，沉疴顿愈"。

两则故事大意相近，都是客人因疑虑而生病，明白真相后，疑虑消失，沉疴顿愈。后人遂用"杯弓蛇影"或"弓影杯蛇"指因错觉而产生的疑惧，比喻疑神疑鬼，妄自惊忧。

疑心病在现代社会中也常见，多被诊断为强迫症、抑郁症、焦虑症，严重的会出现幻听、幻视及被迫害妄想，甚至发展成精神分裂症。

以上两则故事的结局圆满，事实上疑心病不好治，言语的劝导和事实证明都无法在意识层面触动或改变患者的内心。

李白名句"床前明月光，疑是地上霜"说的就是客居异乡，孤独凄凉，以至于把月光当成了冷霜。俗话说，疑心生暗鬼，其实这是互为因果的，更多的是暗鬼生疑心。也就是说，患者躯体层面的阴寒、负面的物质能量和信息会导致疑心，只有根除躯体的问题，才能解决病态心理。

"疑"不仅是不信，而且比不信更负面，与其说疑是不相信，不如说是相信其相反的那一面。把"疑"翻译成"disbelieve"（不信）不行，翻译成"doubt""suspect"（怀疑）又不全面。确切地说，疑是一种不信正面、相信负面的心态。所以，疑也是一种信，我称之为"负面相信"。

比如，一个医生要给你看病，你不相信他的医术和水平，那是不信；如果你怀疑他是要坑你，要骗你的钱，或者开药拿提成，那就是疑了。扁鹊见蔡桓公的时候，好心提醒他"君有疾在腠理，不治将恐深"，桓侯不回应，表明他不相信扁鹊；等扁鹊出去，桓侯说"医之好治不病以为功"，这就是疑。

现在医患关系紧张，不仅互相缺乏起码的信任，还存在大量疑心。有患者带着录音笔、摄像头来看病，目的就是取证防骗；大夫也不是吃素的，一见这种情况，立马公事公办，把该做不该做的检查、治疗都加上，让你挑不出一点毛病。结局就是两败俱伤。

俗话说"心病终需心药治，解铃还须系铃人"。对有理由、原因的疑心患者，可以了解病因，阐明真相以解除疑虑；对于不可理喻的疑心患者，只能因势利导，将计就计了。

《名医类案·诸虫》载："一人在姻家，过饮醉甚，送宿花轩。夜半酒渴，欲水不得，遂口吸石槽中水碗许。天明视之，槽中俱是小红虫，心陡然而惊，郁郁不散，心中如有蛆物，胃脘便觉闭塞，日想月疑，渐成痿膈，遍医不愈。吴球往视之，知其病生于疑也。用结线红色者，分开剪断如蛆状：用巴豆（峻泻药）二粒，同饭捣烂，入红线，丸十数丸，令病人暗室内服之，置宿盆，内放水。须臾欲泻。令病人坐盆，泻出前物，荡漾如蛆，然后开窗，令亲视之。其病从此解，调理半月而愈。"

临床上大多数焦虑、抑郁的患者不是因疑生病，而是因病生疑，也就是经常为病态、负面的心态找理由生疑。正常人即便喝了泡有活蛇的酒，也不应该怀疑腹中有蛇；只有小孩子才相信吞咽了枣核，肚子里会长出枣树来。看见泡有活蛇的酒，为什么不相信这是药酒，能活血通络，对身体有好处呢？这就是体质、心理健康的问题。

我们看到的往往是自己想看到的东西。不解决主体、主观问题，只怕是此疑方解，彼疑复生。

30
讳疾忌医

　　"讳疾"还有可能是不让别人知道，自己偷偷治疗。"讳疾忌医"则是另外一回事，指隐瞒或拒绝承认自己有病，同时又不让医生治疗。

"讳"有隐瞒、避讳、忌讳的意思，反正就是不想公开、不想谈。这倒可以理解，比如现在各国领导人的健康状况属于绝密，出国访问的时候，这些人使用过的餐具、杯具以及粪尿等排泄物都会由专人负责收集，统一带回使馆或回国处理。怕的就是领导人健康状况外泄，引起不必要的麻烦。

"讳疾"还有可能是不让别人知道，自己偷偷治疗。"讳疾忌医"则是另外一回事，指隐瞒或拒绝承认自己有病，同时又不让医生治疗。

中医强调身心不二。患者有这种病态的、不可理喻的心理，是因为生理出现了严重的问题，严重到夺人魂魄、扰乱心神。临床上习惯称之为恋邪或失神，属于病入膏肓、邪入骨髓，司命之所属，无可奈何的事情。

历史上著名的"讳疾忌医"故事，分别被《韩非子》和《史记》记载。中学课本选的是《韩非子·喻老》："扁鹊见蔡桓公，立有间。扁鹊曰：'君有疾在腠理，不治将恐深。'桓侯曰：'寡人无疾。'扁鹊出，桓侯曰：'医之好治不病以为功。'居十日，扁鹊复见曰：'君之病在肌肤，不治将益深。'桓侯又不应。扁鹊出，桓侯又不悦。居十日，扁鹊复见曰：'君之病在肠胃，不治将益深。'桓侯又不应。扁鹊出，桓侯又不悦。居十日，扁鹊望桓侯而还走，桓侯故使人问之。扁鹊曰：'疾在腠理，汤熨之所及也；在肌肤，针石之所及也；在肠胃，火齐之所及也；

在骨髓，司命之所属，无奈何也。今在骨髓，臣是以无请也。'
居五日，桓公体痛，使人索扁鹊，已逃秦矣，桓侯遂死。"

韩非子对此事的评价是："故良医之治病也，攻之于腠理。
此皆争之于小者也。夫事之祸福亦有腠理之地，故曰圣人蚤从
事焉。"

司马迁的评论更深入一些，他说有六种人医生是不能治
的——"故病有六不治"。排在第一位的就是"骄恣不论于理，
一不治也"。位高权重的人一般都过于自信、自负，加上心火上
炎，心神外越，对自身的病痛基本无感。见微知著的良医对他
们进行善意的规劝，他们不仅不信，反而怀疑有阴谋。骄横惯
了，再加上恣意妄为，别说不同意让人诊治，即便同意诊治也
很难遵守医嘱，改变生活恶习。

再"八卦"一下，扁鹊这个故事的两个出处，内容大同小
异，不过韩非子说扁鹊见的是蔡桓公，司马迁则说扁鹊见的
是齐桓公。这到底是咋回事呢？这篇故事到底是寓言，还是
史实？

当年周天子分封诸侯时，分为五个不同的爵位，即公、侯、
伯、子、男。齐国是姜子牙的封国，爵位是侯，所以历任国君
都世袭齐侯。国君死后，会有谥号，谥号统称为"公"，升了一
档。我们熟悉的春秋五霸之一齐桓公，其实是他死后的谥号，

如果按照爵位称，应该叫齐侯。所以，齐桓公和蔡桓公其实是一个人，只不过是叫法不同而已。

齐桓公不听管仲的规劝，轻信奸佞易牙等人，最后是被活活饿死的。所以，扁鹊见的肯定不是他。齐国国君是姜子牙后裔，姓姜；后来田家做大，公元前386年，田和放逐齐康公，自立为国君，并被周天子册封为齐侯。为了区分，史称"姜齐""田齐"。田齐也出了一位齐桓公，两者相距约三百年，他就是田和的儿子田午。田午靠弑兄篡位，成为田齐的第三位君主，《竹书纪年》称作"田侯午"，《史记》等后世史料作"田齐桓公"，完整谥号为"孝武桓公""田齐桓公"，单字谥号为"桓公"。因他与姜齐的齐桓公（小白）同名，故史称"田齐桓公"或"齐桓公午"。古代称呼中，又常常以地名相称。比如，魏国迁都大梁之后，也叫梁国，所以历史上魏惠王也称梁惠王。韩哀侯灭郑国后迁都于郑（今河南新郑），因此韩国又称郑国。田午曾迁都上蔡，历史上也称蔡桓公。所以，扁鹊望诊的那个国君就是田午，见面的时间应该在公元前357年，田午在位的第十八年。后田午去世，享年四十三岁。

都说古代医疗技术不发达，所以人会早死——真是扯淡，现代社会四十多岁早夭猝死的人还少吗？不是没有千里马，而是没有伯乐；不是没有良医，而是患者讳疾。

31
寿终正寝

现在医疗条件好，新药、新技术层出不穷，但是猝死的中年人越来越多，都是四十多岁就走了，连个"寿"都谈不上，原因就出在生命观和价值观上。

2019 年 5 月 9 日早晨，我接到妻子发来的微信，得知我的岳父 8 日晚上 9 点在川口家中安详辞世，享年八十七岁。妻子怕影响我休息，所以拖到次日凌晨才报丧。尽管我早有思想准备，但是悲痛的心情依然涌上心头。

岳父经营着一家道路桥梁维修公司，一直没有退休，直到他去世前两天，还在家中处理公司的事务。前一年 6 月老人家出现血尿，被诊断为右肾癌伴右肾功能不全，并且有肿瘤转移。

他是我见过意志、精神最坚强的人。我见过的绝大多数患者都是肉身还没大碍，精神意志先垮掉了。

回顾这一年来的经历，老人家没有遭受太大痛苦，就连医生和护士也都惊讶。他肾癌广泛转移，却没有出现癌性疼痛。老人家走得很安详，用"寿终正寝"来形容一点也不为过。

所谓寿终，是指长寿而终。按照中医理论，人得天命、尽其天年，应该有一百二十岁的寿命。但因为后天、人为的伤害和不节制，很少有人能活到一百二十岁，多少要打一些折扣。打九折是一百零八岁，打八折是九十六岁，打七折是八十四岁。满一甲子等于打了五折，勉强算是寿，活不到六十岁的都算"夭折"。所以，一般人活到六十岁都要庆祝一番，威虎山的百鸡宴就是给座山雕过六十大寿。真正的长寿，至少要过八十岁才算。以中国的古礼，八十岁以上寿终正寝的，送礼不用白布，而用红色挽联、红帐子，当作喜丧办。

所谓正寝，就是死在自己家中正屋的炕上或床上，而且死得无痛苦，如同入睡一样。就是在自己的房子、自己的床上睡了一辈子，正常地死在那里。所以，客死他乡或者死在医院里——死得很痛苦，插满各种管子、打着止痛药，还没死就痛苦得想着安乐死，那都不算正寝。

中国人讲究五福临门，很多杯盘、字画上都有五只蝙蝠组成的吉祥图案，代表五福。据《尚书·洪范》记载，五福包括寿、富、康宁、攸好德、考终命。排在首位的是寿，排在最末尾的"考终命"就是善终的意思。五福的观念和排序，代表了中国人的生命观、价值观和伦理观。

《黄帝内经·素问》的首篇《上古天真论》一上来就讲："上古之人，春秋皆度百岁，而动作不衰。"后来讲到真人"寿敝天地，无有终时"，圣人"以恬愉为务，以自得为功。形体不敝，精神不散，亦可以百数"。

近代学者钱穆的祖父三十七岁谢世，父亲终年仅四十一岁。1928年，钱穆的结发妻子和新生儿子也相继死去。其长兄钱挚在为弟媳和侄儿料理后事期间，因劳伤过度，旧病复发而亡，年方不惑。家中"三世不寿"，因这些人生变故，加上钱穆本人早先亦体弱多病，他读书时就颇关注"年寿"之事。

　　他读陆游晚年诗作，深羡放翁长寿。读《钱辛楣先生年谱》，知道钱大昕（xīn）中年时体质极差，后来转健，因而感悟："人生不寿，乃一大罪恶。"之后，钱穆在日常生活中注重养生之道，起居规律，坚持修炼，强化生存意识，以挣脱命运的"劫数"。最后，他以九十六岁高龄辞世。

　　现代社会，人们的三观与古人不同。很多人不在乎活得长不长久，而在乎活得精不精彩。如果在平淡且长寿和短命且灿烂之间做出选择，他们宁愿选择像流星一样划过夜空，或者像樱花一样短暂怒放，迅速凋谢。有些人临死前会后悔，但是很多人至死也不后悔。所谓求仁得仁，各从其欲，皆得所愿。让人不能接受的则是，做的是透支精血燃烧生命的事儿，却同时期望活得长。现在医疗条件好，新药、新技术层出不穷，但是猝死的中年人越来越多，都是四十多岁就走了，连个"寿"都谈不上，原因就出在生命观和价值观上。

　　至于善终的问题，涉及生命伦理观。现在很多人鼓噪要通过关于"安乐死"的法律，借口就是不忍心看到患者临终前无药可医、挣扎求存的痛苦。我个人强烈反对安乐死，这就像授权银行随时可以销毁呆坏账，不仅不去追究银行放贷的责任，从而改进工作，反而助长渎职、贪腐行为。很多患者的临终痛苦是医疗不当造成的，比如目前美国出现的滥用阿片类止痛药的问题。不反思医疗伦理以及医疗过失、医疗适当的问题，直接一笔勾销的结果，就会造成更大的医源性伤害。

32
望梅止渴

渴是主观感觉，是心火。有的渴与身体干燥、津液不足有关，有的则因情绪、情感得不到满足而产生。人在激动、焦躁的时候总会觉得口干舌燥、咽喉发干，偶尔发生还算正常，经常如此就是病态了。

渴是主观感觉，是心火。人在激动、焦躁的时候总会觉得口干舌燥、咽喉发干，偶尔发生还算正常，经常如此就是病态了。

史载，建安十九年（214年）的"秋七月"，曹操第三次伐吴。行军途经安徽省含山县梅山村，士兵口渴难熬，曹操站在山道上说"前有大梅林，饶子，甘酸可以解渴"，"士卒闻之，口皆出水"。（《世说新语·假谲》）其实，此山过去十几里就是濡须河中游，很快就有充足的水源。士兵们虽然被骗，依然很高兴，这就是大家耳熟能详的"望梅止渴"的典故。

"望梅止渴"揭示了一个道理，那就是喝水未必解渴，不喝水未必会渴，而唯有生津能止渴。听到了"梅"字，人就想到了酸甜，从口腔舌下涌出津液，干渴得以暂时缓解。

《黄帝内经·素问·经脉别论》载："饮入于胃，游溢精气，上输于脾；脾气散精，上归于肺，通调水道，下输膀胱。水精四布，五经并行。"意思是，我们喝进体内的水，如果不经过六腑消化，不会直接变成津液；不经过五脏的吸收、封藏，津液不会留在体内。

水饮为至阴，六腑之中能消化水饮的首推属性太阳的小肠和膀胱，五脏之中能存津液者则首推属性太阴的肺脾。

津与液不仅是黏稠与稀薄的问题，而且来源不同。腠理发泄，汗出溱溱（zhēn），是为津，即便流失也容易补充；而眼泪、唾液、精液、阴道黏液、胃肠黏液、胆汁等是液，由精髓所化，流失以后不容易补充，光喝水不能解决问题，甚至会越喝越渴。

导致人干渴的原因，一是摄入不足，二是消耗过多，三是输布不畅。解除干渴，除了开源、节流，更需转化和疏导。望梅止渴解决的是后两个问题。

摄入不够，没水喝，津也就不足。人们以为喝冷水、冰水才解渴，其实干渴的时候喝热水，可减轻胃肠负担，有利于水被快速地消化吸收，成为体液，滋润、濡养身体。另外，越渴越不要满饮。一个"品"字告诉人们要小口喝水，三口即止，留有余地，便于消化吸收。

喝水的学问还在于不喝淡水。淡水穿肠过，体液无处留，所以古人要在水中加入苦味的茶叶；在吃西瓜时加盐，目的是为了防止津液流失。就补充体液而言，果汁、蔬菜汁酸碱度平衡，微量元素搭配合理，最容易被人体消化吸收。

消耗过度，首先是外感六淫邪气中的火热或燥热邪气。外感热燥、发热的人，会耗伤津液，导致干燥。其次是内因，因饮食不当、七情欲火产生内热，耗伤津液。还有就是阴失封藏，比如大汗、多尿伤津；腹泻、呕吐伤液；遗精、滑精、带下频乃伤精；外感风邪，卫气失固，或者滥用发汗药物，会导致腠理开泄，津液脱失，甚至伤及阴血精液。

转化不利主要是因为阳气衰微，气化不利。小肠有火热之性，能泌别清浊；膀胱是州督之官，蒸腾汽化，化生津液。如果阳气衰微，会出现"口干不欲饮"或"但欲漱水，不欲咽"症状，严重的会出现饮水即尿，饮水不解渴，甚至越喝越渴的情况。《伤寒论》中治疗水气病的五苓散、苓桂术甘汤、真武汤等温阳利水的方剂就是针对这种病症设立的。

输布不畅主要是因为阴寒内盛，水饮痰湿凝聚，真阴不足。阳气衰微不能化水，进一步发展就会出现水饮痰湿滞留体内，成为新的致病因素。患者会出现不干而渴的症状；体内有水，但那是水毒，不是津液。治疗湿热的龙胆泻肝汤中使用生地，就是考虑到患者湿邪重，同时真阴不足。有的患者口不干却渴，涎水横流，胃肠留饮，腹满水肿，但口渴欲饮。需用十枣汤、六磨饮子泻痰饮、化水湿。阴寒一去，津液自生。

阴液不足的人，需要通过饮食和药物调养补充精髓，光喝水是没用的。猪皮炖汤或猪皮冻可作为药膳，用来调养、治疗鱼鳞病、蛇皮病。

阴液极度匮乏的人，古人用大补阴煎，就是猪脊髓加上黄柏、知母炖服。平时人们也可以炖骨头汤喝，敲骨吸髓。

渴是主观感觉，是心火。有的渴与身体干燥、津液不足有关，有的则因情绪、情感得不到满足而产生。人在激动、焦躁的时候总会觉得口干舌燥、咽喉发干，偶尔发生还算正常，经常如此就是病态了。

三昧真火，非饮水能平，要么降低欲望，要么静心。古人有咽唾养生法，正是针对这种心浮气躁的情况所创，而望梅止渴也不失为一个好办法。

33

问心无愧

早期的惩戒教育容易让人产生羞耻感，进而发展为愧疚感。"疚"是心病日久后产生的自责和负罪感。愧久了，就会出现疚。也就是说，患者从开始的亏欠、自卑的虚证，转向责备、谴责、伤害自己的实证。

"愧"（**愧**）是形声兼会意字，发音近乎"鬼"，含义是心中有鬼，就是内心有负面、阴暗的精神、情感、情绪。鬼者，归也，指引导人走向死亡的信息和能量。

"愧"首先是亏心，想了或做了与自己的价值观和道德标准相违背的事，反思以后感觉亏欠，也就是与完美标准有差距。这类人一般家教很严，父母对子女的温情较少，外界强加的标准与孩子的实际能力相差较大，以致孩子常常出现亏欠心理。这是外因。

从内因来讲，亏心就是心亏，中医认为心胞气血不足的人容易羞愧，表现为胆小、害羞、紧张、脸红、心跳、手心出汗、不敢与别人直视或对视。

矫正愧，一要降低父母的要求和自我要求的标准，父母不应强迫孩子完成自己的未竟心愿；二要补益心血、心气，虽说劳心者治人，但是劳心者大多活得不快乐。

其次，愧是自卑，经常否定自己、贬低自己，自觉惭愧甚至自惭形秽。自卑是对自己的全面否定，无论做什么事都觉得自己不行。

自卑源于攀比、竞争，多数自卑的人起初是受到父母、老师、同学长期有意无意地讥讽、挖苦和贬低，伤害心气，进而产生对自身的怀疑和否定。

自卑的人有示弱和逞强两种极端表现。示弱的人总是表现出畏缩、后退，甚至自暴自弃，同时又渴望被帮助、关爱。如果外部生存环境好，尚能慢慢自我调整，恢复正常；反之，极易经不起挫折、打击，走向自绝。

逞强的人，试图从竞争中取胜，向别人证明自己，再通过别人的肯定来达到自我认同的目的。这种通过外求来解决内患的方法，往往是缘木求鱼，最终把自己搞得很累，始终看别人脸色生活，很难自得其乐。

人的精神状态有积极、好动、向上、进取、乐观等阳性的一面，也有消极、沉沦、安静、畏缩、悲观等阴性的一面。阴阳平衡、相辅相成、交替出现，这是常态。

人们日出而作，日落而息，阳性的精神出现在白天，阴性的精神出现在夜晚。也有阴阳颠倒的，白天睡觉，晚上工作。但即便是阴阳颠倒，还是平衡的，交替更迭。中医把阳性的精神状态称为"神"，把阴性的精神状态称为"魂"和"魄"。

请注意"魂"（魂）和"魄"（魄）两个字，它们都带有一个"鬼"，鬼与神相对，一阴一阳。鬼者，归也，所谓视死如归；鬼也代表人之将死、已死的状态。魂魄的一半是鬼，喻指人在睡眠中处于半死不活的状态。所以，道家称睡眠为"小死""假死"。

其实生死本是交替出现的，不得小死，也难得大活；经常不死，只能不活。

所以，如果阳性的精神亢奋过头，搞得人激动、兴奋，最终失眠，到了次日，白天接着工作、亢奋，这就是阴虚阳亢、阴阳失衡。长期失眠，会导致阴性的精神以睡眠之外的另一个面目出现，因为阴阳总要平衡——那就是清醒时的负面精神、情绪和行为，情绪低落、丧失兴趣、难以集中注意力、恐惧不安、懊悔、愧疚、自责、自残，甚至自杀。

早期的惩戒教育容易让人产生羞耻感，进而发展为愧疚感。"疚"是心病日久后产生的自责和负罪感。愧久了，就会出现疚。也就是说，患者从开始的亏欠、自卑的虚证，转向责备、谴责、伤害自己的实证。

群居生活形成江湖社会，为了统治的需要，就产生了无数说教，让人变成驯服的工具。

说教有两种形式：要么先让你感到自己有缺点、错误，需要忏悔、改正，实在找不出问题，就搞出个"原罪"，让人背上沉重的精神负担；要么把自己或自己信奉的某种说教搞得极其神秘、高大庄严，让受众产生卑微、低下，甚至忍不住要下跪的感觉。

很多人中了招，在削足适履、改变自己以适应社会的过程中，不断压抑、削弱心气，最终崩溃。临床经验证明，抑郁症患者不是因为事情而内疚，而是感觉内疚因此找个事情当作由头。今天心理医生喋喋不休地劝解患者放下了一个内疚的理由，明天患者又会找到另一件事情来内疚。所以，解除心病、补益心气是治疗愧疚的根本。

天下地上，唯我独尊。这并不是专属于某位先哲圣人的专利，而是我们每个人都应该有的自尊。

34

皮开肉绽

无论何种外伤，都会伤及血络、脉管，出现出血、瘀血或血肿，因此止血、消肿、活血就是治疗外伤必不可少的步骤。

"皮开肉绽"最早见于元代关汉卿的剧作《包待制三勘蝴蝶梦》的第二折："浑身是口怎支吾？恰似个没嘴的葫芦，打的来皮开肉绽损肌肤。"这句话生动形象，用字精准。

古人把皮破了叫"伤"，肉裂了叫"创"，合称"创伤"。二者的区别在于损害程度的深浅：伤处在皮肤表层，程度较浅，影视剧中的战斗英雄负伤以后经常满不在乎地说"没事，就擦破点皮"，指的就是这种情况；"创"，立刀旁，指金属利刃导致的损害，程度深达肌肉。所谓皮开肉绽，就是不仅伤了皮，且创了肉。现在人们经常使用的创可贴，其实应该叫"伤可贴"，叫"创可贴"属于典型的用字不当。

东汉的蔡邕在注释《礼记·月令》时说："皮曰伤，肉曰创，骨曰折，骨肉皆绝曰断。"古代衙役为了索取贿赂，练就了一套行刑杖责的本事，掌握了下手轻重、深浅的力度。如果犯人给了钱，衙役会显得很卖力，一棒下去声音很大、很脆，犯人顿时皮开肉绽、鲜血淋漓，看上去行刑效果不错，犯人受到了惩罚。但这只是"伤"，伤的是皮肤，外敷些金疮药膏，过几天伤口就慢慢愈合了。

而对于没交钱的人，衙役会打得很闷、很沉，这种势大力沉的打法，加上施暴者的恶念，以意领气，穿透力、渗透性都很强。打完了可能犯人皮肤表层并没有破损，但皮下肌肉全烂了，成了死肉。犯人不是死于杖下，就是死于刑后的溃烂感染，瘀毒无法外散，内窜攻心。这就是深达肌肉、血脉的"创"。最好是马上服用活血、化瘀、解毒的金疮药。

伤在表皮，伴有毛细血管或小血管的破裂，一般不用治疗，别沾水，用唾液舔舔，等血液凝固、伤口结痂，自然脱落就好了。谁小时候都免不了磕磕碰碰，膝盖、胳膊肘经常见红，当时也就是红药水、紫药水一抹就没事了。

伤势深入到肤，也就是现在所说的真皮层，出血就更多一些，需要用止血药，包扎、压迫止血，伤口愈合后还有可能留下疤痕。中药对于促进伤口愈合，避免和消除疤痕有特殊的功效。比如，对于烫伤，涂抹鸡蛋黄油就是非常有效的方法。

如果创伤深达肌肉，除了止血，还需要缝合，否则不仅影响愈合，还会影响肌肉的功能、活动。创在肌肉，伤口和创面久久不能愈合的情况，是气血不足的表现，在确认没有外邪、热毒瘀血的情况下，可以服用甘温补脾的中药，比如黄芪、党参、当归、甘草等，再加上托里透脓的桔梗、皂角刺和活血化瘀的乳香、没药。

无论何种外伤，都会伤及血络、脉管，出现出血、瘀血或血肿，因此止血、消肿、活血就是治疗外伤必不可少的步骤。轻度的出血，可以外敷、内服药物，比如乌贼骨粉、三七粉、草木灰、棕榈炭、血余炭、荆芥炭等。中医有"血见黑则止"

一说，其理论源于五行，黑肾水克红心火。电影《追捕》中，杜丘用烧焦的木棒为被熊咬伤的警察消毒止血的情节令人难忘，这也是创伤自救的有效方法。

著名的云南白药在止血疗伤上有独到之处，每盒或每瓶云南白药里都有的"保险子"可以治疗大面积出血和血崩。当然，严重的出血可以同时采取按压、捆扎止血。出血不好止，皮下的瘀血、肌肉的血肿也不好散，时间久了会出现溃烂，形成疮疡。

电影《刮痧》讲述了一个去美国探亲的中国老人用中医传统的刮痧疗法给孙子治病，结果，其儿子被美国警察逮捕、被法院审判的故事。按照现在刑事判决定罪的标准来看，刮痧出现的皮下瘀血连轻微伤都不算，皮都没破，只是看着恐怖煽情而已，都够不上刑事拘留标准。当民众被打着高新科技旗号的商业宣传洗脑后，就会出现这种价值观扭曲、反传统、反自然的荒唐事情。

35

刮骨疗毒

　　中医通过手术的办法把朽骨取出，这是治疗这类疾病的好办法。所谓刮骨疗毒，指的应该是刮除坏死的朽骨。

关羽受的是贯通箭伤，受伤时没有死，箭头有毒的可能性不大；后来他的伤处痊愈，只是每到阴雨天骨头常感疼痛。据此判断，他得的可能是外伤性骨髓炎，中医称"附骨疽"。

根据陈寿的《三国志》，"刮骨疗毒"确有其事："羽尝为流矢所中，贯其左臂，后创虽愈，每至阴雨，骨常疼痛。医曰：'矢镞（zú）有毒，毒入于骨，当破臂作创，刮骨去毒，然后此患乃除耳。'羽便伸臂令医劈之。时羽适请诸将饮食相对，臂血流离，盈于盘器，而羽割炙引酒，言笑自若。"

这事儿被《三国演义》添油加醋，写得更有故事性、趣味性和画面感："佗乃下刀割开皮肉，直至于骨。骨上已青。佗用刀刮骨，悉悉有声。帐上帐下见者，皆掩面失色。公饮酒食肉，谈笑弈棋，全无痛苦之色。须臾，血流盈盆。佗刮尽其毒，敷上药，以线缝之。公大笑而起，谓众将曰：'此臂伸舒如故，并无痛矣。先生真神医也！'佗曰：'某为医一生，未尝见此！君侯真天神也！'"

对照两篇记载会发现几处不同：第一，《三国志》并没有说明关羽负伤并接受治疗的具体时间和地点。此事记载于刘备称汉中王之后、关羽发动襄樊战役之前，按照《三国志》的叙事体例，说明这件事应该大体发生在此阶段。《三国演义》则细化了时间和地点，说关羽中箭是在樊城的城外，时间是建安二十四年（219 年）下半年。

第二，史书中无名的医者变成了神医华佗。据《三国志·华佗传》记载，华佗精通方药，擅长外科手术。他晚年被曹操挟持，侍医奉药，不离左右。最终他诈称妻子生病，告假还家，拖延不归，被曹操识破，收监下狱，不晚于建安十三年（208年）被处死。所以，他不可能死后十一年去给关羽治病。另外，华佗做外科手术时会使用麻沸散。《三国志·华佗传》记载："若病结积在内，针药所不能及，当须刳（kū）割者，便饮其麻沸散，须臾便如醉死无所知，因破取。病若在肠中，便断肠湔（jiān）洗，缝腹膏摩，四五日差，不痛，人亦不自寤（wù），一月之间，即平复矣。"而关羽是在清醒状态下接受的手术，谈笑饮酒自若，根本就没用麻醉药。所以，《三国演义》中渲染的把患者绑在柱子上做手术，完全就是烘托气氛。如果真是华佗，根本犯不上用这招。

第三，《三国志》记载手术中"臂血流离，盈于盘器"，在《三国演义》中则变成了"血流盈盆"。盘浅盆深，代表了出血量，不能为了渲染血腥而罔顾事实。在手术过程中，防止出血是重要的准则，首先要避开大血管，另外要及时制止小血管或毛细血管出血。现代医学多用止血钳，相信古代的医生也有自己的办法，不然流那么多血，脑供血不足，关羽也不会有什么心思下棋。

第四，《三国志》中的医生怀疑"矢镞有毒，毒入于骨"，《三国演义》则明确说是中了乌头的毒。乌头是著名中药附子的主根，主要毒素是乌头碱，经表皮或黏膜吸收，可导致肿胀、麻痹。

炮制精良、配伍合适、适量运用的话，乌头和附子都可以作为以毒攻毒的良药，治疗风寒湿痹和心气衰竭、阴寒内盛的重症。如果使用不当，过量服用或者毒素入血，会导致先兴奋后麻痹，心律失常乃至心搏骤停。

在箭头上涂抹乌头是狩猎和作战时常用的方法，被射中的人中了毒，一般通过血液吸收，迅速作用于人的神经系统和心血管系统，导致猝死。这种毒类似于被毒蛇咬伤，虽然谈不上"五步倒"，但也拖不了太久。

关羽中箭后遗留了骨伤，可能是外伤性骨髓炎，中医称"附骨疽"。最常见的情况是外伤所引起的骨骼感染和破坏，时间长了会在原创面附近生出一些"朽骨"，平时不痛不痒，但是每逢阴雨就会产生疼痛感，或者等身体衰弱以后，就会疼痛。中医通过手术的办法把朽骨取出，这是治疗这类疾病的好办法。所谓刮骨疗毒，指的应该是刮除坏死的朽骨。

事实上，中医不用做手术，通过服用汤药，比如阳和汤（内含鹿角胶、麻黄、白芥子），再加上一些药，比如马钱子，就能使貌似痊愈但仍有隐痛的箭伤创口重新出现红肿、破溃，人体自然将朽骨排出，创口再次愈合，这才是真正的痊愈。

36

流水不腐，户枢不蠹

　　人首先要顺应春生、夏长、秋收、冬藏，因势
利导，善用其利。其次，不要违和，过热了要乘凉，
避免中暑；过寒了要烤火，避免冻伤，善避其害。

《吕氏春秋》的基本思想源于道家，其中不乏养生、防病的内容，在《尽数》篇中表达得最为详尽。"尽数"的意思就是一切都有极限、有定数，不要想着去突破，时空如此，动气如此，物质如此，精神、情绪、情感皆如此。知道极限，明白局限，守中庸之道，就是养生的根本，就能尽其天年。

《尽数》说："天生阴阳、寒暑、燥湿、四时之化、万物之变，莫不为利，莫不为害。圣人察阴阳之宜，辨万物之利以便生，故精神安乎形，而年寿得长焉。"四季变化是有极限的，阴极生阳，阳极生阴。人首先要顺应春生、夏长、秋收、冬藏，因势利导，善用其利。其次，不要违和，过热了要乘凉，避免中暑；过寒了要烤火，避免冻伤，善避其害。

《尽数》进一步说："长也者，非短而续之也，毕其数也。毕数之务，在乎去害。何谓去害？大甘、大酸、大苦、大辛、大咸，五者充形则生害矣。大喜、大怒、大忧、大恐、大哀，五者接神则生害矣。大寒、大热、大燥、大湿、大风、大霖、大雾，七者动精则生害矣。故凡养生，莫若知本，知本则疾无由至矣。"

天作孽犹可恕，自作孽不可活。四季寒暑不以人的意志为转移，遇到极端气候变化，人应该躲避，不然就会遭殃。但是饮食多寡偏嗜、情绪起伏波动是可以人为控制的，过于偏执、过于剧烈都会导致疾病。

《尽数》中最精彩的一句话是："流水不腐，户枢不蝼，动也。"

这个词在今天作为成语广泛使用。现代人不难理解它的意思，因为依靠显微镜，人们知道有微生物存在。流水没有提供相对固定且有一定浓度的营养成分，微生物就不会大规模繁殖并形成腐殖质；门轴经常转动，蛀虫没有机会寄生、啃咬，也就不会朽坏。古人没有显微镜，但一样能感觉到无形的物质的存在，通称为"气"。古人的解释是，水是以液态存在的有形物质，水能流动是因为有气的推动；有气在，就没有凝聚的条件，也就没有腐化的机会。

中医认为，水有水质、水气、水势的不同。目前科学研究只研究到了水质，认为水里的东西不一样，导致了水的不同。碳酸钙的含量、氟的含量等，都是影响水质的重要指标，前者决定水的硬度，硬度越大，水的阴性越强。黄土高原一则缺水，二则水质偏硬，我小时候常干的工作就是清除水壶和暖水瓶里的水垢。

水气的概念是中医独有的。中医认为，除了水中含有的东西，水气也很重要。水气是推动水运动的内在力量。水气足的水，中医称为活水，如流动的泉水、溪水、河水、江水。活水中，泉水最好，它是地下水走到了地面上，水气最足，"问渠那得清如许，为有源头活水来"。"上善若水"其实是"善若上水"，在山上喷涌而出的水，含气量最多，是最好的水。话说当年故宫用的水就是玉泉山运进城里的。

喝不到活水怎么办？可以转化水气。办法有两种：

一是烧开。别看凉白开和生水好像喝起来味道没有什么不同，其实有质的区别。凉白开至少灭活了水中的微生物，改善了水质，还有就是去除了生水的阴寒，注入了阳气。

二是制作甘澜水。把水放在木盆内，用木勺将水扬起来、倒下去，如此数百次，直至看到水面上有无数水珠滚来滚去，甘澜水便制成了。这种人为制作的活水，喝到体内活性十足，利尿通淋的效果最好。其原理是打断水分子长链，小分子的水更容易被人体消化吸收。

地球表面 70% 是水，人体的七成也是水，体液一旦不再流动或流速变慢，会滋生疾病，就像死水会腐败一样。《尽数》中说："形气亦然。形不动则精不流，精不流则气郁。郁处头则为肿、为风，处耳则为挶（jú）、为聋，处目则为𥉂（chī）、为盲，处鼻则为鼽（qiú）、为窒，处腹则为张、为疛，处足则为痿、为蹙。"

《三国志》记载，华佗嘱咐弟子吴普："人体欲得劳动，但不当使极尔。动摇则谷气得消，血脉流通，病不得生，譬犹户枢不朽是也。是以古之仙者为导引之事，熊颈鸱顾，引挽腰体，动诸关节，以求难老。"第一不突破极限，第二适当运动，第三放弃人为刻意，返璞归真，模仿禽兽——这就是五禽戏的由来。

37
肝胆相照

肝胆相照除了表示彼此不隐瞒、遮掩，还有互相关照、照应的意思。

"肝胆相照"最早出自《史记·淮阴侯列传》。齐人蒯（kuǎi）通见韩信大权在握，有意劝他脱汉自立："臣愿披腹心，输肝胆，效愚计，恐足下不能用也。"果然韩信不听蒯通掏心窝子的话，"韩信犹豫不忍倍汉，又自以为功多，汉终不夺我齐，遂谢蒯通。蒯通说不听，已详狂为巫"。最终韩信被萧何设计处死，"信方斩，曰：'吾悔不用蒯通之计，乃为儿女子所诈，岂非天哉！'遂夷信三族"。

刘邦听说此事，把蒯通招来问罪。蒯通辩才无碍，对刘邦说："群雄逐鹿，各为其主，我当时只知有韩信不知有汉王，劝韩信自立那是理所应当。您要因为这个杀我，那当时想反而力不从心的人太多了，杀不过来。"听罢，刘邦就把他放了。

后世把"披腹心，输肝胆"这句话演绎为成语。例如，宋人胡太初的《昼帘绪论·僚寀》载："今始至之日，必延见僚寀（cǎi），历述弊端，令悃（kǔn）愊无华，肝胆相照。"

文天祥的《与陈察院文龙书》亦曰："所恃知己。肝胆相照。临书不惮倾倒。"肝胆相照的反义词是肝胆楚越。楚越争霸，互为敌对，由来已久。《庄子·内篇·德充符》载："自其异者视之，肝胆楚越也；自其同者视之，万物皆一也。"梁启超也写道："一旦肝胆楚越，倒戈相向，恨不得互剚（zì）刃于腹而始快。"

现代医学认为，肝和胆紧密相连，肝脏分泌胆汁，贮存在胆囊里。胆囊开口通十二指肠排出胆汁，与胰液混合，在小肠消化食物。在西医看来，肝胆可以相照，也可以独照，所以不管是因为胆囊炎、胆结石、胆息肉或者胆管癌而切除胆囊，都是稀松平常的事。

中医可不这么认为。肝属脏，主里；胆属腑，主表。二者属性一致，互为表里。肝胆五行属木，应春，方位主东，东方生风，风生木，木生酸，酸生肝，肝生筋，筋生心，肝主目；其在天为玄，在人为道，在地为化，化生五味；道生智，玄生神，神在天为风，在地为木，在体为筋，在藏为肝，在色为苍，在音为角，在声为呼，在变动为握，在窍为目，在味为酸，在志为怒。怒伤肝，悲胜怒；风伤筋，燥胜风；酸伤筋，辛胜酸。上面这一系列物质能量运动变化，都归属于肝胆，同频共振，同气相求，这是肝胆相照的细分和细化。

肝胆相照除了表示彼此不隐瞒、遮掩，还有互相关照、照应的意思。以前没有冰箱，动物内脏特别容易腐败。屠户卖猪肝，会留下跟它相连的苦胆，等顾客来买时切下苦胆再上秤，这样猪肝不容易坏。这种做法的原理是：有胆汁滋润反哺，肝就能相对保持新鲜。

在临床上遇到急性、慢性肝病患者时，我们会给患者开苦味的中药以替代胆汁的效果，或者干脆就用动物胆汁入药，起到减轻肝脏负荷、缓解热毒、恢复肝脏功能的效果。比如熊胆粉、牛黄、蛇胆，或者用胆汁浸泡的中药——胆南星。中医认为，有胆囊、有胆汁，肝脏就有照应，相对就会健康。

《三十六计》中有一计叫"李代桃僵"，用药如用兵，中医发现，人体有舍车保帅的本能，牺牲局部或相对无用的组织器官以转移病邪。比如，有心理疾病、心理压力大或郁闷的人，会患十二指肠溃疡。十二指肠属于小肠，它与心互为表里，出现溃疡，其实是无形的心理压力和情感病痛的释放和转移。同样，肝脏有问题的时候，胆囊代为受过，出现病痛，这本身就是对肝脏的保护。

因此，我们反对不分青红皂白，一刀切掉胆囊。事实上，很多因为胆结石切除胆囊的人，其残余的胆管甚至肝脏会出现结石。这种治标不治本的办法，只能缓解一时，以后会带来更大的问题。以前切除胆囊是个中型手术，需要开腹；后来有了微创手术，不用剖腹，在肚皮上打三个眼儿就能摘除胆囊；现在又有了进步，通过腹腔镜、胃镜可以做碎石取石，保留胆囊，对人体身心健康的损害就小了一点。

另外必须声明，不是所有动物的胆都可以入药，鱼胆就是毒药，盲目吞服会导致急性重型肝炎。有些动物胆囊即便可以入药，也必须由专业的医生掌握剂量和用药时机。那些把熊胆、牛黄当保健品销售贩卖的，非蠢即坏。

38

没齿难忘

人老了，牙齿没了，不是因为刚强，而是因为不懂口腔卫生，不漱口、不刷牙，牙齿最终被细菌侵害，瓦解、碎裂、脱落。

不用问，现在人牙齿有了问题，基本上看的都是西医。其实，中医在牙齿保健、治疗上有独特的优势。针对细菌去治病是一种思路，而改善口腔内环境是另一种思路。

"没（音同末）齿难忘"或"没齿不忘"，指老到没牙的时候也忘不了。

《论语·宪问》中，孔子在被问到对管仲的评价时说："人也。夺伯氏骈邑三百，饭疏食，没齿无怨言。"

《史记·梁孝王世家》载："故成王与小弱弟立树下，取一桐叶以与之，曰：'吾用封汝。'周公闻之，进见曰：'天王封弟，甚善。'成王曰：'吾直与戏耳。'周公曰：'人主无过举，不当有戏言，言之必行之。'于是乃封小弟以应县。是后成王没齿不敢有戏言，言必行之。"

到了唐代，李商隐在《为汝南公华州贺赦表》中写道："司马谈阙陪盛礼，没齿难忘。萧望之愿立本朝，驰魂莫及。"此后，"没齿难忘"就成了广泛使用的成语。

如果不了解中医，这个成语也就随口过去了；如果学过中医，就知道事情绝非那么简单。

首先牙齿和记忆（不忘）是有直接关系的。中医认为，肾主骨、生髓，牙为骨之余，同时肾主志，志也就是记忆。而肾精、肾气的虚弱，会表现为牙齿过早脱落，也会表现为记忆力衰退甚至丧失。

阿尔茨海默病是常见的痴呆症，随着时间的推移，患者的记忆力会下降。

2019 年 1 月 23 日发表在 *Science Advances* 杂志上的研究报告说，导致牙龈疾病的细菌——牙龈卟啉单胞菌（Porphyromonas gingivalis）存在于阿尔茨海默病患者的大脑中，而不仅仅是口腔中。

研究还发现，在小鼠身上，这种细菌会引发阿尔茨海默病典型的脑部变化。也就是说，导致老年人得牙龈炎、牙周炎、牙龈萎缩的细菌，同样会在大脑中破坏脑髓和神经，破坏老人的记忆力。

换言之，保护好牙齿和牙龈，不给细菌繁衍的机会，就是在保护大脑、保护自己的记性。

说到牙齿的保护，西汉的刘向在《说苑·敬慎》中记录了一段老子和常枞（chuāng）的对话：

（常枞）张其口而示老子曰："吾舌存乎？"老子曰："然。""吾齿存乎？"老子曰："亡。"常枞曰："子知之乎？"老子曰："夫舌之存也，岂非以其柔耶？齿之亡也，岂非以其刚耶？"常枞曰："嘻！是已。天下之事已尽矣，何以复语子哉！"

"舌存齿亡"的故事经常被人引用，用来劝人柔软、不要刚强。在我看来这是比喻不当，若论起存亡，人死了上千年，肉身都没了，但是刚硬的骨骼和牙齿还存在。

人老了，牙齿没了，不是因为刚强，而是因为不懂口腔卫生，不漱口、不刷牙，牙齿最终被细菌侵害，瓦解、碎裂、脱落。人活着的时候牙齿被分解，而死后不被分解，说明正是人体自身滋养了那些毁坏牙齿的微生物。

近年来，口腔医院门诊特别是私人诊所越来越多，人们去看牙、洗牙、矫形更方便，关键是要改善唾液质量，不给细菌、病毒滋长的条件，对此，中医有理论，有方法，有解决方案。

很多儿童有食管反流，导致乳牙被腐蚀，牙齿断裂，只留下残根。碰到这种情况，牙医没办法，只能等孩子乳牙脱落换恒牙。

至于乳牙不脱落或乳牙脱落后不长恒牙等问题，牙医也只能让孩子去照 X 光片，看看有没有牙胚，没有的话只能终身戴假牙。

而中医是有办法让孩子脱乳牙、长新牙的，其理论依据就是肾主骨、生髓，齿为骨之余。

我的经验是，先让孩子戒掉甜食和牛奶、冷饮，再化解体内积攒的痰湿，最后稍微吃一些补肾、填精的中药或食材，就有可能解决问题。

在给成年人治疗西医棘手的牙周炎、牙龈萎缩、干燥综合征等方面，中医也有独到的优势。我一直计划开一家中医口腔诊所，以中医理论作为指导思想，结合先进的科学技术，一定能造福更多人。

传授两个牙齿保健的秘法。

第一，无论男女，撒尿的时候要紧咬牙关。别问为什么，照做就是，试试又不会怀孕。

第二，每天早晨起床前，叩齿一通，也就是上下牙对敲若干下，有唾液就咽下。

能坚持这么做，外加医疗保养，年过百岁，雄风在不在不知道，牙齿犹存是肯定的。

39

一吐为快

呕吐是天赋本能，是用来保护身心健康的。当人闻到不舒服的气味，看到某种血腥痛苦或难以接受的场景，吃进去、喝进去有毒、有害的东西，过度摄入某些东西（甚至是水），都会通过呕吐来化解，排出毒素，消除心理障碍。

"一吐为快"指通过语言表达心声，说出来就痛快了。究其本义，其实是指呕吐出胃里的东西，以达到解除疾病的目的。

"呕"指嗓子眼里的翻腾，是吐的前兆，很可能是光出声，没有东西出来，故有"干呕"一说。比呕更浅的是哕（yuě）。早晨刷牙的时候，牙刷刺激舌头和口腔黏膜，会引起咽喉反应，出现轻微干呕的症状，也叫"干哕"。

有的人为了催吐，就用指头抠嗓子眼，还有人用鹅毛伸进去搅和。

很多男人混场面，免不了觥筹交错，天天喝大酒，有时一晚上要赶好几场。不胜酒力，又要强喝，就选择了先干为敬，然后抠嗓子眼催吐，吐完了再喝。逞英雄，拼酒量，最终伤肝、伤胃，喝到吐血。

还有些美女要保持身材，又抵挡不住美食诱惑，就先吃下好吃的满足口腹之欲，再冲进洗手间抠喉。这样做先伤胃气，后伤心气，长期下去就会罹患厌食症，啥也不想吃，吃了就会吐，身体急剧消瘦，形同槁木，最终抑郁，自残、自杀。

呕吐是天赋本能，是用来保护身心健康的。当人闻到不舒服的气味，看到某种血腥痛苦或难以接受的场景，吃进去、喝进去有毒有害的东西，过度摄入某些东西（甚至是水），都会通过呕吐来化解，排出毒素，消除心理障碍。所以，催吐是中医治病救人的一个重要手段，与发汗、泄下并称"汗吐下三大法宝"。

这种本能面临两个问题。

首先是被滥用，比如喝酒、减肥的例子。在临床上，如果医生掌握不好催吐的力度和频次，同样会伤害患者的身心健康。《伤寒论》就记录了很多误汗、误下、误吐的案例。

其次就是本能丧失。很多人已经不会吐了，他们麻木不仁，冷酷无感，即便误食有毒有害的东西、过量饮食或心理受到创伤，也不会通过呕吐化解，从而导致更加严重的疾病。

丧失本能的原因，与现代人吃冷食、喝冰镇饮料有关，咽喉、食管、胃壁血行不畅，神经变得麻木，别说呕吐，就连打嗝儿都不会了。胃肠无感，吃多了也不觉得饱胀，吃了坏东西也照单全收，结果就出现了一批超级胖子。

十年前，有一次我和老婆去华威桥西南边的绿波廊餐厅吃晚饭。我手贱点了一盘凉拌腰花，我吃得多，老婆只吃了几口。

吃到中间，我感觉不对，估计是腰子里的骚筋没有剔干净，腰子焯水时间短了没熟透，胃里开始翻腾，前额出冷汗，嗓子眼儿一阵阵往上漾，恶心。我憋不住了，赶紧起身去洗手间。还没进去，就吐了出来——确切地说是喷出来，哇哇几大口，吐得很干净，擦擦汗回来，又跟没事人一样。我要是不说，老婆都不知道我刚才吐了。

当天晚上，老婆开始拉肚子、发烧，后来吃藿香正气水才好了。我比她强，先知先觉，一吐为快，免了后面的麻烦。本能比意识强，它的反应更快，判断是非更准。所以，还是要善待自己的嗓子和胃，别用冰水冻它，别用烈酒烧它，别饥一顿饱一顿折磨它，让它保持敏感、保持警觉，既享受美好，又能杜绝毒害。

中医认为身心不二，可以通过调节身体功能来解决心理问题。催吐是治疗很多情绪、情感问题的好方法。令人作呕是心理问题的身体反应，先呕后吐，其实就消解或缓解了心理障碍。这比语言劝导、意识纾解要有效得多。

很多人受不良情绪的感染或有害情感的滋扰，早期表现为气息不畅、胸闷憋气。憋了一口气、咽不下这口气等，都是这个表现。

发展下去，有人就会觉得嗓子眼里有个东西堵着，咽不下去，吐不出来，俗称"梅核气"，西医称之为"癔球"。做检查没有发现咽喉、食管长了东西，吃饭喝水也不受影响，但就是堵闷难受。用化痰散结、疏肝行气的中药，比如半夏厚朴汤，就能有效消除此症状。更为严重的心理问题会影响胃的蠕动，表现为膈应、纠结、无食欲，容易恶心，想吐又吐不出来。

现代医学也发现，胃溃疡和十二指肠溃疡同属身心疾病，工作压力、情绪波动或情感压抑都会引起胃肠功能障碍。

中医解决此类问题的方法很多，用柴胡剂疏肝解郁，用针刺的方法解除胃的纠结、痉挛，特别是向上针刺心口窝的巨阙穴、上脘穴能催吐。吐完了，涕泪俱下，人心也就痛快了。

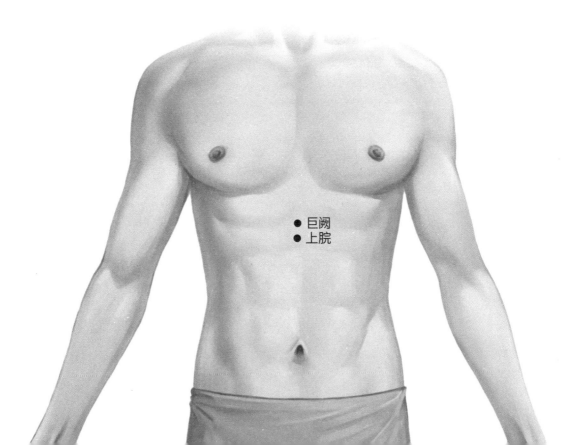

● 巨阙
● 上脘

40

痰迷心窍

　　没有外界诱因，人体却主动分泌黏液，只能说明营养过剩，中医称之为痰湿体质。此时应当控制饮食，避免过多营养物质的摄入，特别是助长痰湿的牛奶、煮鸡蛋、水果、冷饮和啤酒，当然还有海鲜，特别是海参。

痰涎主要是食管黏膜、胃黏膜和气管黏膜、支气管黏膜分泌的黏液，具有保护黏膜组织的作用。当体液、细胞液、淋巴液变得浓稠，甚至形成半固体的时候，也被称为痰涎。胃分泌胃酸，能消化吃进去的肉；胃壁属于平滑肌，为什么不会被消化，关键就在于黏液的覆盖和保护。胃溃疡导致出血、穿孔，萎缩性胃炎进而转化成胃癌，都与失去黏液的保护有关。

过度分泌痰涎，分为应激（被动）分泌和主动渗出两种。前者指自身没毛病，而外在环境恶劣，人体被迫分泌黏液以求自保；后者指自身营养过剩，体液饱和污浊，通过渗出黏液、排痰来保护自我。

外界环境恶劣，首先是空气污染，其次是饮食污浊。

现在，粮食和食品安全问题突出，人工种植和饲养过程中乱用化肥、农药、激素，直接影响人的身心健康。吃了问题食品，人会消耗自身的精血津液，变成痰涎，以保护自身。长此以往，人体就会虚弱。

饮食过饱也会导致胃蠕动迟缓、呆滞，胃内黏液上漾，这也是生痰的主要原因。再有，吃了高蛋白、难以消化的食物，唾液会变得稀薄、清稀，人会感觉漾清水，睡觉会流口水，舌头变得胖大有齿痕。

没有外界诱因，人体却主动分泌黏液，只能说明营养过剩，中医称之为痰湿体质。此时应当控制饮食，避免过多营养物质的摄入，特别是助长痰湿的牛奶、煮鸡蛋、水果、冷饮和啤酒，当然还有海鲜，特别是海参。

痰涎既是病理产物，又会变成致病原因。痰影响了津液的代谢循环，堵塞的经络、脏腑不同，导致发病也千奇百怪、症状各异。比起有痰能吐出、有涎能流出，有痰涎而不能渗出造成的危害更大。比如，咳嗽、哮喘发作的患者，如果能将痰涎咳出，咳得多剧烈都无关紧要。要命的是黏液不能渗出，会形成黏膜下水肿，如果堵在咽喉和气管，人会被憋死。这时候就需要急救用的激素喷雾，迅速消除水肿——虽说是权宜之计，治标不治本，但救命要紧，更严重的就得做气管切开插管了。

痰饮一旦产生，会流窜全身，停聚各处则导致多种疾病发生：停留在肺，会出现喘咳、胸闷、咯痰；停聚于胃，会导致脘闷痞胀、恶心呕吐、食欲不振；流于经络筋骨，可出现肢体麻木、半身不遂，或成痰核瘰（luǒ）疬（lì），阴疽流注；痰饮上扰，可致眩晕、昏迷；痰气凝郁于咽喉，则咽部不适，常有如物哽喉感；饮停胸胁，可见胸胁胀满、咳嗽引痛；若留聚肠间，则肠鸣辘辘，甚至便溏、腹泻。其害甚多，故有"百病多因痰作祟"之说。

心窍俗称"心眼儿"。国人善于用有形的躯体代指无形的心理，比如用七窍的通达聪明，代指大脑、心灵的活动高级；心肠热代指为人处事热情，心肠软代指人的性格柔和。说人心眼儿多、小心眼儿、痰迷心窍、鬼迷心窍、猪油蒙心、一窍不通等等，都是描述心灵、心理问题。按道家身心不二的理论，其实就是身心两方面都出了问题。

学过中医的人都知道心开窍于舌，但仔细一想，舌头是实体，没有窟窿眼儿，怎么能叫作窍？总不能把舌头上的裂纹、壕沟叫作窍道。

我认为，心的外窍应该是咽喉。咽通食管，喉通气管，平常人一感冒就走嗓子，扁桃体肿大、嗓子干疼，其实就是侵蚀了心的外窍，控制不好则会诱发心肌炎、心包炎等病症。在这一点上，中西医是有共识的，西医认为正是链球菌感染了扁桃体，进而感染心脏。

"痰迷心窍"，既指血液黏稠，蒙蔽于心的内窍，可见胸闷、胸痛、心悸等症状；也指体液黏稠，蒙蔽于心的外窍（即咽喉），可导致嗓子喑哑、失声、失眠、神昏甚或狂癫。范进中举后痰迷疯癫，他的岳父胡屠户扇了他一巴掌，他吐出一口痰就清醒了，这是解决痰迷心窍的办法之一——吐为快。

临床上，中医要用很多化痰开窍的药物，比如远志、菖蒲、麝香、皂荚、桔梗。

平时如果觉得憋屈、郁闷、如鲠在喉、膈应、想不开，别较劲，也别试图用理性意识去解决问题，很有可能就是一口痰憋的。试试用手指按摩一下脖颈正中的凹陷处（即天突穴），会感觉气管、食管里发痒，吐出一口黏痰，就敞亮清爽了。

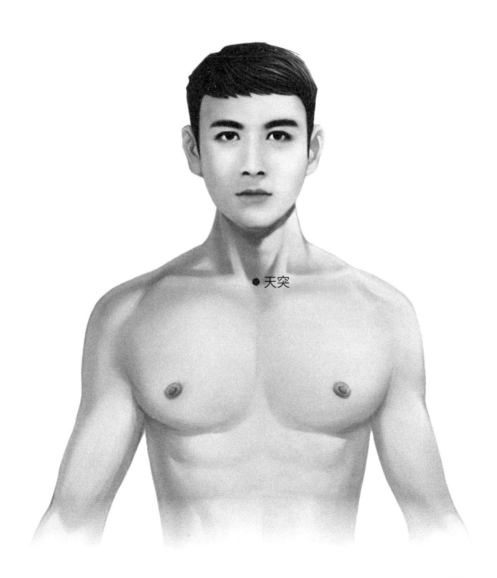

天突

41
癥瘕积聚

根除癥瘕积聚，其实就是防患于未然，就是防微杜渐，控制量变、形变，预防质变的理论和手段。

癥（zhēng）瘕（jiǎ）、积聚经常并称，含义相近，指邪气聚而成形，久而成积的病理变化。其中"聚"与"瘕"、"积"与"癥"的含义类似。

癥瘕是中医特有的病症名称，是基于中医理论对人体病理变化的诊断。老百姓经常说的食积、疳积，指饮食过于生冷、肥腻，或者消化功能衰弱，导致胃肠内出现有形的积滞。患者会出现嗳腐吞酸、心下痞硬、五心烦热、磨牙噬齿、消瘦干枯等症状和体征。西医检查也许无异常，中医腹诊可触摸到腹内有形的结块，其实也不是长了什么癌瘤，就是胃肠包裹着食物残渣，不蠕动。

比如柿结石症，柿子性寒味涩，空腹吃或服食过多，就会在胃内形成结石。患者会出现急剧的腹痛、呕吐，X光或胃镜检查可以发现问题。中医用辛散温通的中药或艾灸、针刺、点穴、按摩的方法治疗，可以消食化积，消灭有形于无形。严格说来，中医所说的"积"并不是老百姓说的"积"。中医的"积"，专指深入脏腑，令其出现僵冷坚硬的肿瘤、息肉结块。

从程度上划分，聚和瘕最轻，近乎无形。很多心气不舒的患者，感觉胸闷气短，点按膻中穴以后，会出现嗳气、打喷嚏等问题，当症状得以缓解，体内聚的邪气也就消散了。

肝气郁滞的患者表现为胁肋胀满，身体受热或被按压以后，就会打嗝，症状也得以缓解。有的消化不良的患者表现为腹胀，点按期门穴、日月穴以后，就会出现肠鸣、矢气。这些满、闷、憋、胀的感觉，都是邪气聚集的表现，因为是初起，所以不至于疼痛。临床检查的时候，往往有寒温、流动的变化，没有形状的感觉。

瘕是聚的延伸，已经有形，但是不固定，状态可变。癥和积比瘕和聚更严重，质地坚硬，形状、位置相对固定。病位很深，一般都在五脏，病性接近质变，也就是近乎肿瘤息肉，中医称之为"蕈"（xùn）、"癌"或"岩"，变为不治之症。

总体来看，五脏之积大致分布在心下、左右两胁、脐上、脐下五个部位，与后世中医腹诊的募穴定位大致相当。

中医认为肝气生于左，肺气降于右，所以五积之中，肝之积表现为左胁下的结块，也就是西医的脾大；而西医的肝大，在五积之中属于肺病的范畴。

我的临床经验是，神志病者多有心气郁结、积滞，出现类似伏梁症候，所以必刺心下；长期脾胃消化不良者多在脐上有积，类似痞气，必刺中脘穴、水分穴；肺气郁闭，慢性咳喘，右胁下多有拘急、痰结，必刺梁门穴、腹哀穴、章门穴；而肝病日久，多在左胁出现肿块，沿其边缘浅刺，在期门穴、日月穴点按多有良效；肾藏精血，下焦也纳污垢，最易聚积阴寒，

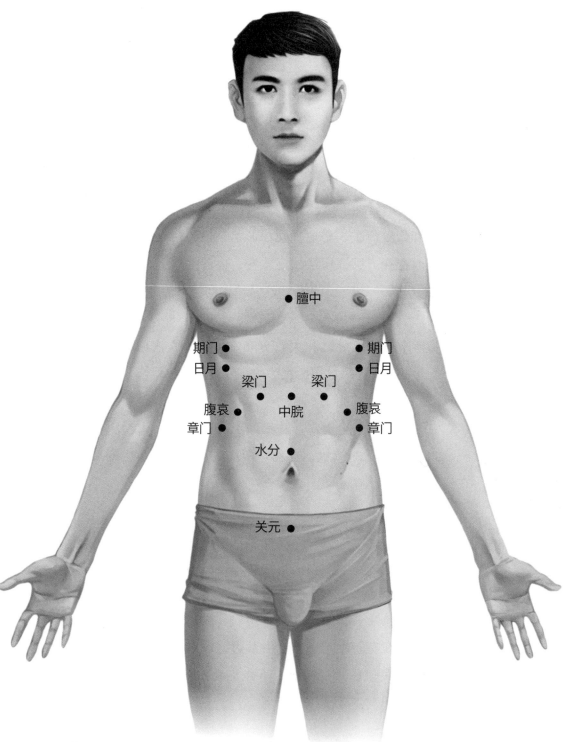

膻中

期门　　　　　　　　　　　　期门
日月　　　　　　　　　　　　日月
　　梁门　　　梁门
腹哀　　中脘　　　　腹哀
章门　　　　　　　　　　章门
　　水分

关元

针刺关元穴是化肾积的绝妙方法。

有趣的是，积是邪气聚成，但化积绝不是吐下有形的物质，而是积块渐消，回归邪气，患者开始打嗝、放屁，并且逐日增多。有的患者服药后，矢气连连；有的患者在针刺得气后，感觉顺着针柄有凉气外冒；有的患者在艾灸后，腹中雷鸣，自觉如阳春回暖，冰消雪融。

邪气假借脏腑形成积聚，如同歹徒胁持人质。攻伐失当则伤害正气，总不能为了消灭敌人把自己的脏腑器官都切了；补养不当则滋养邪气，使积聚越来越大。

我曾经治疗两位胃癌患者，他们是同父异母的兄弟，几乎同时发病，都不愿意手术治疗。弟弟相对富裕，不听劝告，在治疗期间偷偷买了人参补养，复诊的时候全腹坚硬如石，后来早早去世；哥哥控制饮食，坚持服用中药，存活五年。

疾病的发生、发展从无到有，经历了无邪、有邪气、有形、有质的过程。"癥瘕积聚"描述的就是疾病从无形的邪气发展到有形的结块，并即将质变成癌岩的阶段。所以，根除癥瘕积聚，其实就是防患于未然，就是防微杜渐，控制量变、形变，预防质变的理论和手段。

42

吮痈舐痔

清创排脓、透邪排毒是治疗痈疮的重要环节。在古代，医生就承担了吮吸脓液的工作。

2019 年 11 月 19 日，在广州飞往纽约的航班上，一位老年乘客突然出现了无法排尿的情况，膀胱随时会有破裂的危险。情况危急，同飞机的海南省人民医院医生肖占祥赶紧自制了吸尿装置施救，但装置吸尿失败，暨南大学附属第一医院（广州华侨医院）的医生张红便直接用嘴巴吸尿。三十七分钟，张红不间断地用嘴吸出尿液吐到杯中，最终帮老人排出七八百毫升的尿液，也让老人的身体转危为安。

此事被媒体曝光以后，张红的行为获得了广泛称赞。张红表示，治病救人为职责所在，当时几乎是本能反应，并没有更多考量。网络上有很多喷子说张红沽名钓誉、变相挣钱，结果他把医院奖励他的十万元都捐了出去。

我自小受母亲启蒙，上小学时就立下志向，要做一名中医。唯一让我产生动摇的是在 21 世纪 70 年代，当时的报纸总在宣传，为了抢救呼吸困难的患者，医生嘴对嘴把堵塞咽喉气管的痰块吸出来。这让我很恶心，觉得自己做不到。

后来这类报道少了，医院有了吸痰器和呼吸机，我学医的信念又坚定下来。

现在看到这条新闻，我想到了成语"吮痈舐痔"。这个成语从字面上看就感觉恶心，它也是一个贬义词，用来形容卑屈媚上的龌龊行为。但它最早的语义并不是这样的，它描述的就是古代医生的职责。

"吮"是用嘴噏吸的意思。吃软柿子的时候，撕破一点皮，慢慢把里面的甜水蜜浆吸出来，就是吮；小孩子吃奶，叼着奶头慢慢吸食也是吮。手指破了出血，含在嘴里吮吸，不是防止失血过多，而是一方面压迫伤口止血，另一方面就是清洁伤口，更重要的是发挥唾液的止血作用。

这些都很温馨，并不恶心。

在古代，医生会吮吸患者的伤口，帮助他们排毒止血。《韩非子·备内》说："医善吮人之伤，含人之血，非骨肉之亲也，利所加也。"前两句陈述的是事实，后两句就有些诛心了，不是称赞医生医德高尚、仁者爱人，恶心自己以拯救别人，而是认为医生这么做就是为了挣钱。

"痈"是多头的脓疮，现代医学称为蜂窝组织炎，多为细菌感染，好发于肌肉、脂肪血管丰厚的地方，比如颈部、背部、肩部。临床表现为大片浸润性红肿，表面紧张发亮，触痛明显，之后局部出现多个脓头，有较多脓栓和血性分泌物排出，伴有组织坏死和溃疡形成，可见窦道，局部淋巴结肿大。临床上，患者自觉搏动性疼痛，还伴有发热、畏寒、头痛、食欲不振等全身症状。长在脖子后面的一般称为"砍头疮"，长在后背的称为"达背疮"。

痈一般多发于常吃膏粱厚味、臃肿肥胖、四体不勤的富贵人身上，免疫力低下者、糖尿病患者更容易发作。

如果及时治疗，体质恢复，经过正邪交争、持续高热以后，白细胞杀死葡萄球菌和绿脓杆菌，连带自己的"尸体"变成脓液排出体外，创面长出肉芽直至愈合，有的不留瘢痕，这就算痊愈了。如果治疗不及时或治疗失当，痈疮扩大、蔓延，继而引发淋巴结肿痛，严重者可继发毒血症、败血症导致死亡。

由此可见，清创排脓、透邪排毒是治疗痈疮的重要环节。在古代，医生就承担了吮吸脓液的工作。

当然也有不是医生而主动干这事的，见《史记·佞幸列传》："文帝尝病痈，邓通常为帝嗿（jiē）吮之。""嗿"就是嗺，"嗺"和"吮"的区别在于程度的深浅。相传邓通是文帝的相好男友，情到深处也就没什么肮脏恶心的心理障碍了。

比韩非子更诛心的是庄子，他鄙视那些不择手段上位求取功名利禄的人。《庄子·杂篇·列御寇》写道："秦王有病召医。破痈溃痤者得车一乘，舐痔者得车五乘，所治愈下，得车愈多。"

"破痈溃痤"，一方面指用砭石、针刀做外科手术，一方面也指吮吸脓液。"舐痔"就更恶心了，用唾液抹在痔疮上有助于缓解疼痛，让别人来舔，或者自己主动来舔，那就是另外的意思了。

站着把钱挣了，不容易。干的是最脏的活儿，不为挣钱，只是为了治病救人，才真正可贵。只有圣人才能做到这一点吧！

43
饮鸩止渴

中医利用砒霜大热、大毒的特性，用来治疗恶性疟疾和白血病。当然，剂量、给药途径和剂型都需精准把握。

"鸩"（zhèn）容易被念成"鸠"（jiū）。

这两个指的都是鸟，而且不是什么好鸟。鸠是杜鹃，自己不搭窝，把蛋产在喜鹊窝里，幼鸟孵化出来，把喜鹊蛋蹬出去，自己独占安乐窝。鸩是传说中的一种鸟，比鹰大，鸣声大而凄厉，羽毛紫黑色，有着长长的脖子、赤色的喙。因食各种毒物，其羽毛有剧毒，用它的羽毛在酒中浸一下，就成了鸩酒，毒性很大，几乎不可解救。

探究鸩的奥秘，要从毒药鹤顶红说起。所谓人间四大毒，就是仙鹤头上血、黄蜂尾上针、蝎子尾巴毒、最毒不过妇人心。很多人，包括写武侠小说的人，都把鹤顶红当成毒药，误以为它就是用丹顶鹤头顶的那一块红色、角质状的东西制成的。

其实，鹤顶红指砒石或信石。砒石因所含杂质不同略呈红色、灰色或黄色，红色的砒石比较常见，其颜色类似于丹顶鹤头顶那一片红，因此又称鹤顶红。砒石经煅烧后去掉含硫、铁的杂质，就能得到纯净的白色霜状粉末——砒霜。

砒霜微溶于水，并不溶于酒精。古人用砒霜做毒酒，原因在于古代喝的酒不是现在清澈透明的清酒或白酒，而是米酒，类似于醪糟汁，甚至漂浮着米粒，所以古人喝酒要用筛子过滤一下，梁山好汉叫店家"筛一碗酒来"就是这个道理。米酒不透明，就为掺药下毒提供了方便。《水浒传》第二十五回"王婆计啜西门庆，淫妇药鸩武大郎"，说是鸩杀，其实潘金莲用的是西门庆生药铺里的砒霜，由此可见，鸩毒是砒霜的代名词。

早在春秋时期，鸩毒就已被用作谋害人的手段。晋献公宠妃骊姬把鸩毒下到酒里，把堇（jǐn）菜放入肉中，企图谋杀太子申生。申生还没沾唇，晋献公先到了，他把这酒洒在地上祭奠祖先，地面立即鼓起一个大包。申生发现了骊姬的阴谋，十分害怕，于是离宫出走，不久自缢而死。

西汉初年，刘邦死，惠帝刘盈继位，吕后担心赵王如意成为帝位的威胁，就把他召到长安，用鸩酒毒死。惠帝二年，刘邦庶长子刘肥入京朝见，吕后起了杀心，准备了鸩酒，命令刘肥给自己祝寿。刘盈不知其用心，端起鸩酒为吕后祝寿，吕后急忙夺下刘盈的杯子，把酒倒掉。刘肥由此警觉，留宿宫中却不敢进食。吕后屡次用鸩毒谋害非亲生儿子，其心性狠毒可见一斑。

"饮鸩止渴"的典故出自《后汉书·霍谞传》："譬犹疗饥于附子，止渴于鸩毒，未入肠胃，已绝咽喉。"再渴也不能喝要命的毒酒，再饿也不能把乌头、附子当饭吃，以此举例说明不应用错误的办法来解决眼前的困难。乌头碱中毒的事，我在讲"刮骨疗毒"时讲过了，不再赘述。

现代科学研究表明，砒霜可以通过呼吸系统和消化系统损害人体健康，吸入或食入后，主要影响神经系统和毛细血管通透性，对皮肤和黏膜也有刺激作用。如果误食，会出现恶心、呕吐、腹痛、四肢痛性痉挛、少尿无尿、昏迷、呼吸麻痹等症状，甚至死亡。所以，"未入肠胃，已绝咽喉"的描述是对的。中医对砒霜中毒的详细观察记载在《辨证录·中毒门》里："人有饮吞鸩酒，白眼朝天，身发寒颤，忽忽不知，如大醉之状，心中明白，但不能语言，至眼闭即死。"

还有更残忍的活体用药实验，此事发生在明朝洪武年间。锦衣卫的厨子王宗犯了罪，害怕被杀头，向医生王允坚买了一包毒药。朱元璋得知此事，下令逮捕王允坚，让他把自己卖出的这包毒药当场吞下，并细细询问他这药怎么配制的、吃下去多长时间会死、有没有办法可解等问题。王允坚说，把凉水、生豆汁、熟豆清掺和在一起让服毒者饮下，可以解毒；若用粪清掺凉水解毒更快。直到王允坚痛苦难耐、生命垂危的时候，朱元璋才叫人给他灌下解毒的粪清和凉水。王允坚虽然侥幸没死，但到了第二天，朱元璋下令对他处以斩刑，并枭首示众。

话又说回来，有毒不见得有害，毒是特性、偏性，使用得当，可以纠正人体的病态和偏差。中医利用砒霜大热、大毒的特性，来治疗恶性疟疾和白血病。当然，剂量、给药途径和剂型都需精准把握。目前这一研究实践课题已经获得中西医学界的认可，大有追随青蒿素获得诺贝尔奖的趋势。

图书在版编目（CIP）数据

明哲保身：徐文兵说成语里的中医智慧 / 徐文兵著
. -- 长春：吉林科学技术出版社，2021.1
　　ISBN 978-7-5578-6982-3

Ⅰ.①明… Ⅱ.①徐… Ⅲ.①养生(中医)－普及读物
Ⅳ.① R212-49

中国版本图书馆 CIP 数据核字（2020）第 050966 号

明哲保身——徐文兵说成语里的中医智慧

MINGZHEBAOSHEN XUWENBING SHUO CHENGYU LI DE ZHONGYI ZHIHUI

著　　者　徐文兵
出 版 人　宛　霞
责任编辑　隋云平
策　　划　紫图图书 ZITO®
监　　制　黄利　万夏
特约编辑　马　松　谭希彤　路　艳
营销支持　曹莉丽
幅面尺寸　170 毫米 ×240 毫米
开　　本　16
字　　数　255 千字
印　　张　17
印　　数　37001—52000 册
版　　次　2021 年 1 月第 1 版
印　　次　2023 年 7 月第 4 次印刷

出　　版　吉林科学技术出版社
地　　址　长春净月高新区福祉大路 5788 号出版大厦 A 座
邮　　编　130118
网　　址　www.jlstp.net
印　　刷　艺堂印刷（天津）有限公司

书　　号　ISBN 978-7-5578-6982-3
定　　价　59.90 元

版权所有，侵权必究
本书若有质量问题，请与本公司联系调换
纠错热线：010-64360026-103